人生必须知道的健康知识

科普系列丛书

消化外科
解开满腹疑团

JIEKAI MANFU YITUAN

郑静晨　总主编

韩承新　唐红卫　主编

U0189324

中国科学技术出版社

·北　京·

图书在版编目（CIP）数据

消化外科：解开满腹疑团/韩承新，唐红卫主编. —北京：中国科学技术
出版社，2015.1

（人生必须知道的健康知识科普系列丛书/郑静晨总主编）

ISBN 978-7-5046-6780-9

I.①消… II.①韩… III.①消化系统疾病－外科学 IV.①R656

中国版本图书馆CIP数据核字（2014）第298855号

策划编辑	徐扬科　谭建新
责任编辑	徐扬科　林　然
责任校对	凌红霞
责任印制	马宇晨
封面设计	周新河
版式设计	北京潘通印艺文化传媒 • ARTSUN

出　　版	中国科学技术出版社
发　　行	科学普及出版社发行部
地　　址	北京市海淀区中关村南大街16号
邮　　编	100081
发行电话	010-62103130
传　　真	010-62179148
投稿电话	010-62176522
网　　址	http://www.cspbooks.com.cn

开　　本	720mm×1000mm　1/16
字　　数	200千字
印　　张	16.5
印　　数	1—10000册
版　　次	2015年7月第1版
印　　次	2015年7月第1次印刷
印　　刷	北京东方明珠印刷有限公司

书　　号	ISBN 978-7-5046-6780-9 / R • 1824
定　　价	47.00元

（凡购买本社图书，如有缺页、倒页、脱页者，本社发行部负责调换）

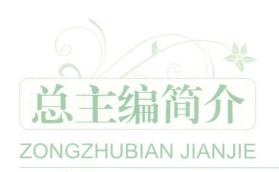

总主编简介

ZONGZHUBIAN JIANJIE

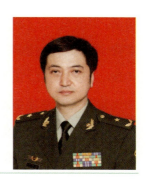

郑静晨，中国工程院院士、国务院应急管理专家组专家、中国国际救援队副总队长兼首席医疗官、中国武警总部后勤部副部长兼武警总医院院长，中国武警总医院现代化医院管理研究所所长。现兼任中国医学救援协会常务副会长、中国医院协会副会长、中国灾害防御协会救援医学会副会长、中华医学会科学普及分会主任委员、中国医院协会医院医疗保险专业委员会主任委员、中国急救复苏与灾害医学杂志常务副主编等，先后被授予"中国优秀医院院长"、"中国最具领导力院长"和"杰出救援医学专家"荣誉称号，2006年被国务院、中央军委授予一等功。

"谦谦为人，温润如玉；激情似火，和善如风"和敬业攀登、意志如钢是郑静晨院士的一贯品格。在他带领的团队中，秉承了"特别能吃苦、特别能学习、特别能合作、特别能战斗、特别能攻关、特别能奉献"的六种精神，瞄准新问题、开展新思维、形成新思路、实现新突破、攻克前进道路上的一个又一个堡垒，先后在现代化医院管理、灾害救援医学、军队卫勤保障、医学科学普及、社会公益救助等领域做出了可喜成就。

在现代化医院管理方面，凭借创新思维实施了"做大做强、以优带强"与"整体推进、重点突破"的学科发展战略，秉承"不图顶尖人才归己有，但揽一流专家为我用"的广义人才观，造就了武警总医院在较短时间内形成肝移植外科、眼眶肿瘤、神经外科、骨科等一批知名学科，推动医疗技术发展的局面。凭借更新理念，实施"感动服务"、"极致化服务"和"快捷服务补救"的新举措，通过开展"说好接诊一句话，温暖病人一颗心"和"学习白求恩，争当合格医务人员"等培训，让职业化、标准化、礼仪化走进医院、走进病区，深化了卫生部提出的开展"三好一满意"活动的实践。凭借"他山之石可以攻玉"的思路，在全军医院较先推行了"标杆管理"、"精细化管理"、"落地绩效管理"、"质量内涵式管理"、"临床路径管理"和"研究型医院管理"等，有力地促进了医院的可持续发展。

在灾害救援医学领域，以重大灾害医学救援需求为牵引，主持建立了灾害救援医学这门新的学科，并引入系统优化理论，提出了"三位一体"救治体系及制定预案、人员配备、随行装备、技能培训等标准化方案，成为组建国家和省（市）救援体系的指导性文件。2001年参与组建了第一支中国国际救援队，并带领团队先后十余次参加国内外重大灾害医疗救援，圆满完成了任务，为祖国争得了荣誉，先后多次受到党和国家领导人的接见。

在推广医学科普上，着眼于让医学走进公众，提高公众的科学素养，帮助公众用科学的态度看待医学、理解医学、支持医学，有效贯通医患之间的隔阂。提出了作为一名专家、医生和医务工作者，要承担医学知识传播链中"第一发球员"的神圣职责，促使医、患"握手"，让医患关系走向和谐的明天。科普是一项重要的社会公益事业，受益者是全体公民和整个国家。面对科普队伍严重老龄化，科普创作观念陈旧，运行机制急功近利等现象，身为中华医学会科学普及分会主任委员，他首次提出了"公众健康学"、"公众疾病学"和"公众急救学"等概念，并吸纳新鲜血液，培养年轻科普专家，广泛开展学术活动，利用电视和报纸两大载体，加强对灾害救援、现场急救、科技推广、营养指导、健康咨询等进行科普宣传，极大地提高了我国公众的医学科学素养。

在社会公益救助方面，积极响应党中央、国务院、中央军委的号召，发扬人民军队的优良传统，为解决群众"看病难、看病贵"及构建和谐社会，自2005年武警总医院与中国红十字会在国内率先开展了"扶贫救心"活动，先后救助贫困家庭心脏病患儿两千余人。武警总医院由此获得了"中国十大公益之星"殊荣，郑静晨院士获得全国医学人文管理奖。2001年，武警总医院与中华慈善总会联手启动了"为了我们的孩子——救治千名少数民族贫困家庭先心病患儿"行动，先后赴新疆、西藏少数民族地区开展先心病儿童筛查，将有手术适应证的患儿转运北京治疗，以实际行动践行了党的惠民政策，密切了民族感情，受到中央多家主流媒体的跟踪报道。

"书山有路勤为径，学海无涯苦作舟。"郑静晨院士勤奋好学、刻苦钻研，不仅在事业上取得了辉煌成就，在理论研究、学术科研领域也成绩斐然。先后主编《灾害救援医学》《现代化医院管理》《内科循证诊治学》等大型专著5部，发表学术论文近百篇，先后以第一完成人获得国家和省部级科研成果二等奖以上奖7项，其中《重大自然灾害医疗救援体系的创建及关键技术、装备研发与应用》获得国家科技进步二等奖，《国际灾害医学救援系列研究》获得华夏高科技产业创新一等奖，《国内国外重大灾害事件中的卫勤保障研究》获得武警部队科技进步一等奖等。目前，还承担着多项国家、全军和武警科研课题，其中"各种自然灾害条件下医疗救援队的人员、装备标准化研究"为国务院指令性课题。

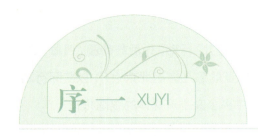

序 — XUYI

健康是人类的基本需要，人人都希望身心健康。世界卫生组织公布的数据表明，人的健康和寿命状况40%取决于客观环境因素，60%取决于人体自身因素。长期以来，人们把有无疾病作为是否健康的标准。这个单一的健康观念仅关注疾病的治疗，而忽视了疾病的预防，是一种片面的健康观。

在我国，人口老龄化及较低的健康素养教育水平，构成了居民疾病转型的内在因素，慢性非传染性疾病已经成为危害人民健康的主要公共卫生问题，其发病率一直呈现明显上升趋势。据统计，在我国每年约1000万例各种因素导致的死亡中，以心血管疾病、糖尿病、慢性阻塞性肺病和癌症为主的慢性病所占比例已超过80%，已成为中国民众健康的"头号杀手"。慢性病不仅严重影响社会劳动力的发展，而且已经成为导致"看病贵"、"看病难"的主要原因，由慢性病引起的经济负担对我国社会经济的和谐发展形成越来越沉重的压力，考验着我国的医疗卫生体制改革。

从某种层面理解，作为一门生命科学，医学是一门让人遗憾的学科，大多数疾病按现有的医学水平是无法治愈的。作为医生该如何减少这样的困境和尴尬？怎样才能让广大普通老百姓摆脱疾病、阻断或延缓亚健康而真正享受健康的生活？众所周知，国家的繁荣昌盛，离不开高素质的国民，离不开科学精神的浸染；同样，医学科学的进步和疾病预防意识的提升，需要从提高民众的医学科普素质入手。当前，我国民众疾病预防意识平均高度在世界同等国家范围内处于一个较低水平，据卫生部2010年调查结果显示，我国居民健康素养水平仅为6.48%，其中居民慢性病预防素养最低，在20个集团国中排名居后。因此，我们作为卫生管理者、医务工作者，应该努力提高广大民众的医学科学素养，让老百姓懂得疾病的规律，熟悉自我管理疾病的知识，掌握改变生活方式的技巧，促进和提高自我管理疾病的能力，逐步增强疾病预防的意识，这或许是解决我国医疗卫生体系现在所面临困境的一种很好的方式。中华医学会科学普及分会主任委员郑静晨院士领衔主编的《人生必须知道的健康知识科普系列丛书》，正是本着这样的原则，集诸多临床专家之经验，耗时数载，几易其稿，最终编写而成的。

这套医学科普图书具有可读性、趣味性和实用性，有其鲜明的特点：一是文字通俗易懂、言简意赅，采取图文并茂、有问有答的形式，避免了生涩的专业术语和难解的"医言医语"；二是科学分类、脉络清晰，归纳了专家经验集锦、锦囊妙计和肺腑之言，回答了医学"是什么？""为什么？""干什么？"等问题；三是采取便于读者查阅的方式，使其能够及时学习和了解有关医学基本知识，做到开卷有益。

我相信，在不远的将来，随着社会经济的进步，全国人民将逐步达到一个"人人掌握医学科普知识，人人享受健康生活"的幸福的新阶段！

中国医院协会会长　　　黄洁夫

二〇一二年七月十六日

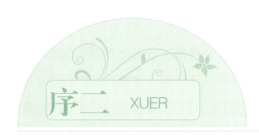

序二 XUER

科普——点燃社会文明的火种

科学，是人类文明的助推器；科学家，是科学传播链中的"第一发球员"。在当今社会的各个领域内，有无数位卓越科学家和科普工作者，以他们的辛勤劳动和聪明智慧，点燃了社会文明的火种，有力地促进了社会的发展。在这里，就有一位奉献于医学科普事业的"第一发球员"——中华医学会科学普及分会主任委员郑静晨院士。

2002年6月29日，《中华人民共和国科学技术普及法》正式颁布，明确了科普立法的宗旨、内容、方针、原则和性质，这是我国科普工作的一个重要里程碑，标志着科普工作进入了一个新阶段。2006年2月6日，国务院印发了《全民科学素质行动计划纲要（2006—2010—2020年）》（以下简称《科学素质纲要》）。6年来，《科学素质纲要》领导小组各成员单位、各级政府始终坚持以科学发展观为统领，主动把科普工作纳入全民科学素质工作框架之内，大联合、大协作，认真谋划、积极推进，全民科学素质建设取得了扎扎实实的成效。尽管如此，我国公民科学素质总体水平仍然较低。2011年，中国科协公布的第八次中国公民科学素养调查结果显示，我国具备基本科学素养的公民比例为3.27%，相当于日本、加拿大和欧盟等主要发达国家和地区20世纪80年代末、90年代初的水平。国家的繁荣昌盛，离不开高素质的国民，离不开科学精神的浸染。所以，科普从来不是纯粹的科学问题，而是事关社会发展的全局性问题。

英国一项研究称，世界都在进入"快生活"，全球城市人走路速度比10年前平均加快了10%，而其中位居前列的几个国家都是发展迅速的亚洲国家。半个多世纪以前，世界对中国人的定义还是"漠视时间的民族"。而如今，在外国媒体眼中，"中国人现在成了世界上最急躁、最没有耐性的地球人"。

人的生命只有一次，健康的生命离不开科学健康意识的支撑。在西方发达国家，每年做一次体检的人达到了80%，而在我国，即使是在大城市，这一比例也只有30%~50%。我国著名的心血管专家洪昭光教授曾指出：目前的医生可分为三种。一种是就病论病，见病开药，头痛医头，脚痛医脚，只治病，不治人。第二种医生不但治病，而且治人，在诊病时，能关注患者心理问题，分析病因，解释病情，同时控制有关危险因素，使病情全面好转，减少复发。第三种医生不但治病和治人，而且能通过健康教育使人群健康水平提高，使健康人不变成亚健康人，亚健康人不变成患者，早期患者不变成晚期患者，使整个人群发病率、死亡率下降。

由郑静晨院士担任总主编的《人生必须知道的健康知识科普系列丛书》的正式出版，必将为医学科普园增添一朵灿然盛开的夏荷，用芬芳的笑靥化解人间的疾苦折磨，用亭亭的气质点缀人们美好生活。但愿你、我、他一道了解医学科普现状，走近科普人群，展望科普未来，共同锻造我们的医药卫生科技"软实力"。

是为序。

中国科协书记处书记　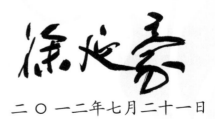

二〇一二年七月二十一日

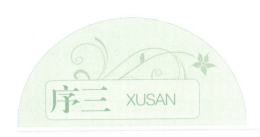

序三 XUSAN

"普及健康教育，实施国民健康行动计划"。这是国家《"十二五"规划纲要》中对加强公共卫生服务体系建设提出的具体要求，深刻揭示了开展健康教育，普及健康知识，提高全民健康水平的极端重要性，是建设有中国特色社会主义伟大事业的目标之一，是改善民生、全面构建和谐社会的重要条件和保障，也是广大医务工作者的职责所系、使命所在。

人生历程，生死轮回，在飞逝而过的时光岁月里，在玄妙繁杂的尘世中，面对七情六欲、功名利禄、得失祸福以及贫富贵贱，如何安度人生，怎样滋养健康并获得长寿？是人类一直都在苦苦追问和探寻的命题。为了解开这一旷世命题，千百年来，无数名医大师乃至奇人异士都对健康作了仁者见仁、智者见智的注解。

为此，我们有必要先弄明白什么是健康？其实，在《辞海》《简明大不列颠百科全书》以及《世界卫生组织宪章》等词典文献中，对"健康"一词都做过明确的解释和定义，在这里没有必要再赘述。而就中文语义而言，"健康"原本是一个合成的双音节词，这两个字有不同的起源，含义也有较大的差别。具体地讲，"健"主要指形体健硕、强壮，因此，有健身强体的日常用语。《易经》中"天行健，君子以自强不息"说的就是这个意思；而"康"主要指心态坦荡、宁静，像大地一样宽厚、安稳，因此，有康宁、康泰、安康的惯常说法。孔圣人所讲的"仁者寿、寿者康"阐述的就是这个道理。据此，我的理解是"健"与"康"体现了中国文化的二元共契与两极互动，活脱就像一幅阴阳互补、和谐自洽的太极图：健是张扬，是亢奋，是阳刚威猛，强调有为进取；康是温宁，是收敛，是从容绵柔，强调无为而治。正如《黄帝内经》的《灵枢·本神》篇里所讲的"智者之养生也，必顺四时而适寒暑，和喜怒而安居处，节阴阳而调刚柔，如是，则避邪不至，长生久视"那样，才能使自己始终处于一个刚柔相济、阴阳互补的平衡状态，从而达到养生、健康、长寿的目的。而至于那种认为"不得病就意味着健康"的认识，是很不全面的。因为事实上，人生在世，吃五谷杂粮，没有不得病的。即使没有明显的疾病，每个人对健康与否的感觉也具有很大的主观性和差异性。换句话说，觉得身体健康，不等于身体没病。《健康手册》的作者约翰·特拉维斯就曾经说过："健康的人并不必须是强壮的、勇敢的、成功的、年轻的，甚至也不是不得病的。"所以，我认为，健康是相对的、动态的，是身体、心灵与精神健全的完美结合和综合体现，是生命存在的最佳状态。

如果说长寿是人们对于明天的希冀，那么健康就是人们今天需要把握的精彩。从古到今，人们打破了时间和疆界的藩篱，前赴后继，孜孜以求，在奔向健康的路上，王侯将相与布衣白丁，医生、护士与患者无不如此。从"万寿无疆"到"永远健康"，这里除了承载着一般人最原始最质朴的祈求和祝愿外，也包含了广大民众对养生长寿之道的渴求。特别是随着社会的进步、经济的发展、人们生活水平和文明程度的提高，健康已成为当下大家最为关注的热点、难点和焦点问题，一场全民健康热、养生热迅速掀起。许多人想方设法寻访和学习养生之道，有的甚至道听途说，误入歧途。对此，我认为当务之急就是要帮助大家确立科学全面的养生观。其实，古代学者早就提出了"养生贵在养性，而养性贵在养德"的理论。孔子在《中庸》中提出"修生以道，修道以仁"，"大德必得其寿"，讲的就是有高尚道德修养的人，才能获得高寿。而唐代著名禅师石头希迁（又被称为"石头和尚"）无际大师，91岁时无疾而终。他曾为世人开列的"十味养生奇方"中的精要就在于养德。他称养德"不劳主顾，不费药金，不劳煎煮"，却可祛病健身，延年益寿。德高者对人、对事胸襟开阔，无私坦荡，光明磊落，故而无忧无愁，无患无求。身心处于淡泊宁静的良好状态之中，必然有利于健康长寿。而现代医学也认为，积德行善，乐于助人的人，有益于提高自身免疫力和心理调节力，有利于祛病健身。由此，一个人要想达到健康长寿的目的，必须进行科学全面的养生保健，并且要清醒地认识到：道德和涵养是养生保健的根本，良好的精神状态是养生保健的关键，思想观念对养生保健起主导作用，科学的饮食及节欲是养生保健的保证，正确的运动锻炼是养生保健的源泉。

"上工不治已病治未病"，意思是说最好的医生应该预防疾病的发生，做到防患于未然。这是《黄帝内经》中最先提出来的防病养生之说，是迄今为止我国医疗卫生界所遵守的"预防为主"战略的最早雏形。其中也包含了宣传推广医学科普知识，倡导科学养生这一中国传统健康文化的核心理念。然而，实事求是地讲，近些年来，在"全民养生"的大潮中，相对滞后的医学科普宣传，却没能很好地满足这一需求。以至于出现了一个世人见怪不怪的现象：内行不说，外行乱说；不学医的人写医，不懂医的人论医。一方面，老百姓十分渴望了解医学防病、养生保健知识；另一方面，擅长讲医学常识、愿意写科普文章的专家又太少。加之，中国传统医学又一直信奉"大医隐于民，良药藏于乡"的陈规，坚守"好酒不怕巷子深"的陋识，由此，就为那些所谓的"神医大师"们粉墨登场提供了舞台和机会。可以这么说，凡是"神医大师"蜂拥而起、兴风作浪的时候，一定是医疗资源分配不均、医学知识普及不够、医疗专家作为不多的时候。从2000年到2010年，尽管"邪门歪道"层出不穷，但他们骗人的手法却如出一辙：出书立传、上节目开讲坛，乃至卖假药卖伪劣保健品，并冠以"国家领导人保健医生"、"中医世家"、"中医教授"等虚构的身份、虚构的学历掩人耳目，自欺欺人。这些乱象的出现，我认为，既有医疗体制上的多种原因，也有传统文化上的深刻根源，既是国人健康素养缺失的表现，更是广大医务工作者没有主动作为的失职。因此，我愿与同行们在痛定思痛之后，勇敢地站出来，承担起维护医学健康的社会责任。

无论是治病还是养生，最怕的是走弯路、走错路，要知道，无知比疾病本身更可怕。世界卫生组织前总干事中岛宏博士就曾指出："许多人不是死于疾病，而是死于无知。"综观当今医学健康的图书市场，养生保健类书籍持续热销，甚至脱销。据统计，在2009年畅销书的排行榜上，前20名中一半以上与养生保健有关。到目前为止，全国已有400多家出版社出版了健康类图书达数千种之多。而这其中，良莠不齐，鱼目混珠。鉴于此，出于医务工作者的良知和责任，我们以寝食难安的心情、扬清激浊的勇气和正本清源的担当，审慎地邀请了既有丰富临床经验又热衷于科普写作的医疗专家和学者，共同编写了这套实用科普书籍，跳出许多同类书籍中重知识宣导、轻智慧启迪，重学术堆砌、轻常识普及，重谈医论病、轻思想烛照的束缚，从有助于人们建立健康、疾病、医学、生命认识的大视野、大关怀、大彻悟的目的出发，从常见病、多发病、意外伤害、诊疗手段、医学趣谈等角度入手，系统地介绍了一系列丰富而权威的知病治病、自救互救、保健养生、康复理疗的知识和方法，力求使广大读者一看就懂、一学就会，从而相信医学，共享健康。

最后，我想坦诚地说，单有健康的知识，并不能确保你一生的健康。你的健康说到底，还是应该由自己负责，没有任何人能替代。你获得的知识、学到的技巧、养成的习惯、作出的选择以及日复一日习以为常的生活方式，都会影响并塑造你的健康和未来。因此，我们必须从现在开始，并持之以恒地付诸实践、付诸行动。

以上就是我们编写此书的初衷和目的。但愿能帮助大家过上一种健康、幸福、和谐、美满的生活，使我们的生命更长久！

武警总医院院长　郑静晨

二〇一二年七月于北京

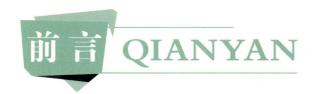

前言 QIANYAN

消化外科，这个名词对许多读者来说还是陌生的。其实，它几乎和我们每一位都有关系，比如阑尾炎、胆结石这些最常见的疾病就是消化外科的范畴。一说到手术，大多数人都会想到阑尾切除术和胆囊切除术。尽管如此，对公众而言，它又是陌生神秘的。虽然读者可以通过互联网轻易查到许多想知道的问题的答案，但是仍然困惑不解，为什么？这是由于互联网提供的答案多种多样，让一般读者很难辨别哪一个是正确的；而且大众缺乏医学背景，想了解的问题往往不是主要问题，或者没有抓到问题的关键。在实际工作中，我们也有这种体会。所以，如果能有一本这方面的书籍，让患者知道应该了解哪方面的知识，提供比较正确的答案，解除他们的疑惑，那将会极大方便医生和患者的沟通，有利于医疗过程和疾病的恢复。

我们根据平时诊断治疗过程中，患者和家属经常提到的问题，结合国内外最新的研究成果，用通俗的语言编写成书。本书不是百科全书，主要内容是大家关心的常见消化外科疾病，和常见的手术方法。本书特别详细介绍了读者关心的手术前后的相关知识，相信会给大家有益的帮助。由于我们学识有限，可能存在缺点，甚至错误，请读者不吝指教。

韩承新

二〇一四年十月

C 目录
CONTENTS

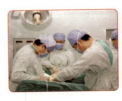
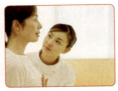

消化外科疾病的基础知识

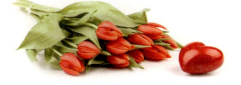

什么时候应该
去看消化外科

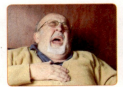
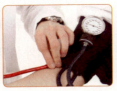

腹部手术并不神秘

消化外科疾病的预防

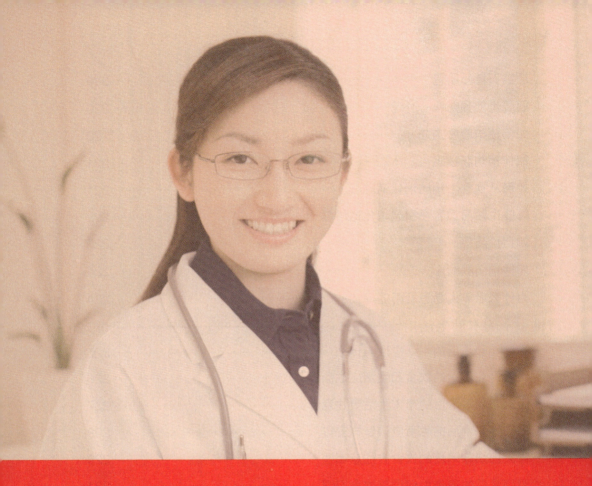

XIAOHUA WAIKE
JIBING DE JICHUZHISHI

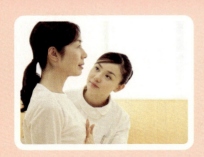
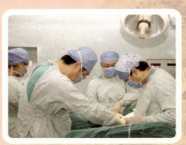
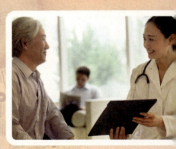

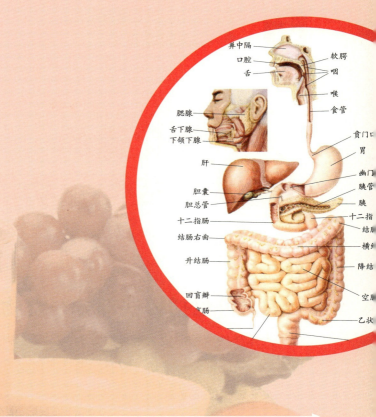

鼻中隔
口腔
舌
软腭
咽
喉管
食管
腮腺
舌下腺
下颌下腺
贲门口
胃
幽门
胰管
胰
肝
十二指
胆囊
胆总管
十二指肠
结肠
结肠右曲
横纟
升结肠
降结
空肛
回盲瓣
盲肠
乙状

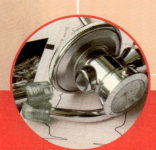

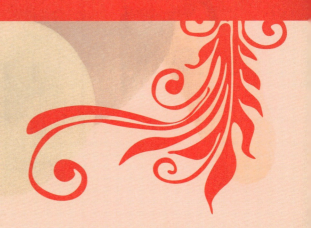

消化外科疾病的基础知识

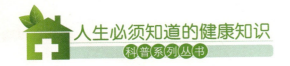

消化道的结构和功能

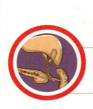

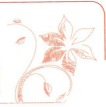

消化道包括哪些部分？食物是如何消化的

　　人体结构依据部位大致可以分为头、颈、胸、腹、上肢和下肢几个部分，根据生理功能可分为运动、呼吸、循环、消化、泌尿生殖、神经、内分泌、免疫八大系统和感觉器官。

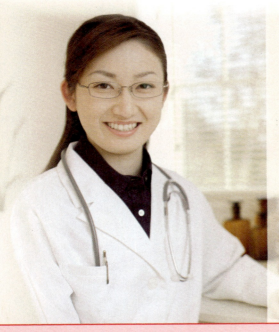

　　消化系统由承担人体食物摄取消化、营养吸收以及残渣排出功能的脏器组成，包括消化道和消化腺（如图消化系统概观）。消化道由口腔、咽喉、食管、胃、小肠、大肠和肛门组成，是食物通过和消化吸收、粪便形成和排出的通道。它的内层叫黏膜，是食物接触的表面；外层有环状的肌肉，使得消化管具有运动推移食物前行的能力。消化腺分泌各种消化液，帮助食物的消化分解，分为大、小两类。小消化腺遍布于消化管各段的管壁内，如胃腺和肠腺等。大消化腺位于消化管壁以外，如唾液腺、胰腺和肝脏等。它们以导管通连并开口于消化管腔内，其分泌的消化液如唾液、胰液、胆汁都是通过这些特定的导管进入消化管中。正常食物嚼碎后和消化液充分混合，成为液糊状的食糜，经食管进入胃肠道。胃肠道具有蠕动能力，像传送带一样，将食糜等肠内容物向结肠肛门方向自动地传送过去。这种动力不受人体的主观意志控制。正常的胃肠道就像不能停留

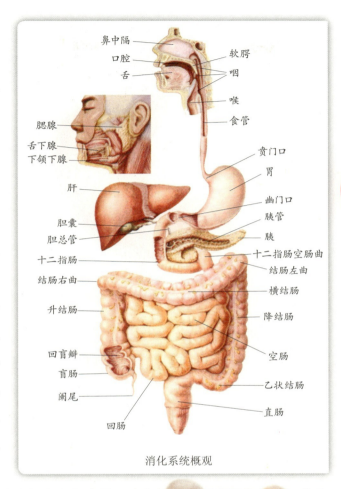

消化系统概观

的河流一样自动运行，各种消化液也依次排入这条河流，帮助消化食物。作为肠腔内容物，食物中的各种营养成分和水分，在这条河道的沿途被吸收，剩下的食物残渣排入结肠，而结肠再将这些流体状的食物残渣中的水分大部分吸收，最后形成半固体状的粪便经肛门排出体外。除了口咽和食管，消化系统的主要脏器基本都位于腹部，因此腹部外科在一定程度上等同于消化外科。

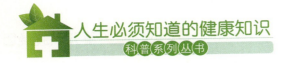
胃有什么用途

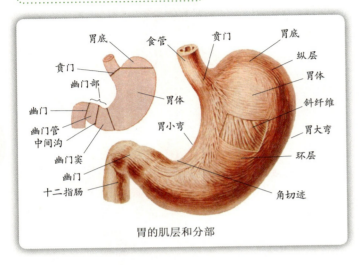

胃底　食管　贲门　胃底
贲门　纵层
幽门部　胃体
幽门　斜纤维
幽门管　胃小弯　胃大弯
中间沟　环层
幽门窦
幽门
十二指肠　角切迹

胃的肌层和分部

胃是消化管中最膨大的部分，外形有些类似芒果，位于腹腔的左上方，主要起到消化和储存食物的功能。胃有两口，入口称贲门，与食管相接；出口称幽门，与十二指肠相连。幽门处有幽门括约肌，可控制胃内食物进入小肠并防止肠内容物逆流入胃。

胃最大的特点就是可膨胀性，无食物的胃是空虚的大袋子，容量才50毫升。

人饱餐后它可撑得鼓鼓的，容纳食物达3000毫升。胃壁的黏膜会分泌胃液。胃壁的肌肉也很发达，通过有力的蠕动，将已嚼碎的食物和胃液充分搅和成糊状的食糜，并按一定的速率将5～10毫升的食糜送入十二指肠。这样人体就只需一日三餐，不必时时进食了。

腹腔里面的内脏是如何固定的

腹部上接胸部，下借骨盆连结下肢；后部由脊柱（主要是下胸椎和腰椎）、骨盆及相应的腰背肌肉构成支持，前方和侧面由柔软的扁平腹肌围成腹壁，容纳了肝胆胰脾胃肠肾脏，以及输尿管、膀胱等内脏器官。这些脏器都有相关的血管、神经和结缔组织连接到腹后壁，和前腹壁是相贴而不相连。

在腹壁内面衬贴了层又薄又光滑的腹膜，在前腹壁腹膜平整地覆盖在肌肉深面，在后腹壁腹膜覆盖包裹内脏的情况各不相同。有些只有一面覆盖，如肾脏、胰腺；有些覆盖的程度大些，多面包裹，如肝脏和脾脏、膀胱等；有些则是完全包裹，并在根部形成所谓的系膜，这样的器官最典型的是小肠中的空肠、回肠。由腹膜围成的体腔称腹膜腔，简称腹腔。生理状态下它是一个潜在的密闭腔隙。由腹膜完全包裹的脏器称内位器官，如小肠，由于系膜使之具有

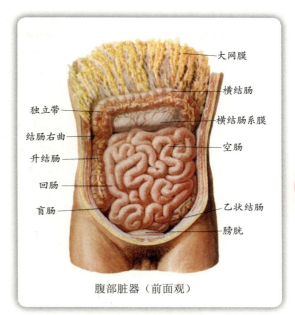

腹部脏器（前面观）

较大的游离度，能以系膜为轴心在腹膜腔内一定范围内漂移。

小肠有多长？小肠包括哪些部分

　　小肠上接胃的幽门，下续盲肠，成人全长 5～6 米，是食物消化和营养吸收的主要器官。小肠分为三部分，依次是十二指肠、空肠和回肠。正常食糜在肠管就像进入河流一样，会向结肠肛门方向自动地传送过去，这种动力就来源于肠蠕动。肠蠕动是小肠最主要的运动特点，即食糜前方的肠管舒张，后方的肠管收缩，二者协调地依次前行，将肠腔的内容物推向远端。肠蠕动起到研磨、搅拌食物作用，使消化液与之充分混合，利于食物的消化和营养吸收。肠腔内分解的食物在细菌作用下可产生气体。肠蠕动时肠内的气体和液体在运行中可产生音响（肠鸣），使用听诊器可以听到，强烈时可直接听到。临床上常常以听肠鸣音来判断肠管的功能状态。

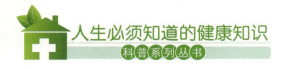

为什么十二指肠和胆管、胰腺密不可分

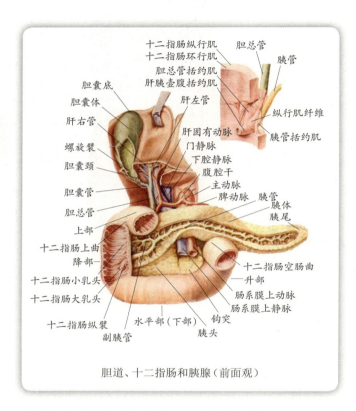

十二指肠纵行肌
十二指肠环行肌
胆总管括约肌
肝胰壶腹括约肌
胆总管
胰管
肝左管
纵行肌纤维
胰管括约肌
胆囊底
胆囊体
肝右管
螺旋襞
胆囊颈
胆囊管
胆总管
上部
十二指肠上曲
降部
十二指肠小乳头
十二指肠大乳头
十二指肠纵襞
副胰管
肝固有动脉
门静脉
下腔静脉
腹腔干
主动脉
脾动脉
胰体
胰尾
十二指肠空肠曲
升部
肠系膜上动脉
肠系膜上静脉
钩突
胰头
水平部（下部）

胆道、十二指肠和胰腺（前面观）

十二指肠据说是因长度约合 12 个指节之和而得名，成人长达 25 厘米。它紧贴（固定）在腹后壁上，形似"C"形弯曲，包绕胰腺头部。在这段肠管里，有胆管和胰管的汇入，接受来自肝脏的胆汁和胰腺的胰液。胆汁和胰液都是重要的消化液，前者达 800 毫升／日，后者达 600 毫升／日，十二指肠的蠕动非常活跃甚至有逆向蠕动，使得食糜和消化液得以充分混合。见图胆道、十二指肠和胰腺（前面观）。十二指肠及其以上的消化道部分，统称为上消化道，可以通过十二指肠镜或胃镜进行直观的观察检查。

胆总管与胰管汇合后，进入十二指肠的部位有称为奥迪（Oddi）括约肌的精细结构，起到如自来水水龙头的单向阀门作用，允许胆汁和胰液输向十二指肠，并阻止肠腔内容物逆流到胆管胰管。

空肠和回肠在食物消化中起何作用

空肠和回肠是食物营养吸收的主要场所。由于它是借助系膜固定于后腹壁，称为系膜小肠。小肠系膜从左上向右下延展，呈扇面展开，而肠管连接在系膜的游离缘，外形有些类似鸡冠花的样子。小肠要是没有特别指定就等同于空回肠，长达数米的它以肠袢的形式迂回盘曲在腹腔中，前方覆盖了大网膜，周边由结肠围绕。空肠居于左上腹和中腹部，回肠位于中下腹和右下腹。活体钡餐检查时小肠大致可以分为 6 组，十二指肠、左上腹空肠上段，左中腹空肠下段，右中腹回肠上段，右中下腹回肠中段，盆腔回肠下段 [见图回肠（内面观）]。肠系膜就相当于小肠的根，小肠的血管都走行其中。由于小肠系膜较长，所以小肠在腹腔里漂移的能力最强，小肠系膜要是拧转，不仅肠管的通畅性受阻，小肠壁也会因供应血管受压发生缺血、坏死、穿孔。

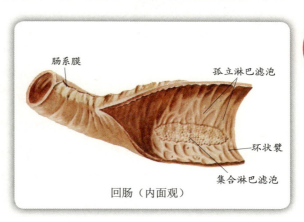

回肠（内面观）

大肠和阑尾的构造与功能是怎样的

带有大量水分的未被消化、吸收的食物残余的小肠液每天约有 500 ～ 1500 毫升从回肠进入结肠。人的大肠没有重要的消化功能，主要功能在于吸收水分和无机盐，将不能消化的残渣以半固体粪便的形式排出体外。粪便要是以液态的形式排出体外就称为腹泻。食物残渣在大肠内停留的时间较长，约占食物通过整个消化管的时间的 70%。超过正常的停留时间，粪便中的水分吸收过多而干结，致排便困难就是便秘。

大肠包括结肠和直肠，整体走形像个大问号，是食物残渣吸收水分后逐渐形成粪便并运送排出的通道。结肠按其部位和形态分为盲肠、升结肠、横结肠、

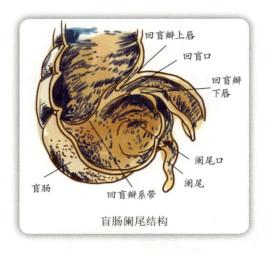

回盲瓣上唇

回盲口

回盲瓣下唇

阑尾口

阑尾

盲肠

回盲瓣系带

盲肠阑尾结构

降结肠和乙状结肠，如"门"形围在腹腔的边缘，将空回肠圈在其中。

盲肠是结肠的起点，位于右下腹[见图腹部脏器（前面观）]。

盲肠和小肠连接处有一瓣膜，称回盲瓣，可阻止结肠的粪液返流进小肠。连接盲肠的还有一个特殊的结构即阑尾，它是退化的肠管结构，外形细长，长5～7厘米，口径0.3～0.5厘米，其一头为盲端，一端开口于盲肠，有时阑尾腔内有粪便残渣，干结成粪石，堵塞腔道，就容易引起痉挛绞痛，甚至急性炎症，这就是急性阑尾炎。阑尾的急性炎症很容易造成阑尾壁的坏死破裂。肠道内容物进入腹腔，就是阑尾穿孔，会引起严重的腹膜炎。

升结肠是盲肠向上的延续部分，沿腹后壁右侧上行，至肝右叶下方，向左弯曲移行于横结肠。横结肠续于升结肠，向左行形成下垂的弓形弯曲，于脾的下方弯向下行，续于降结肠。横结肠全部被腹膜包被，有横结肠系膜固定于腹后壁，活动性大。降结肠沿腹后壁左侧向下行，越过左髂嵴与乙状结肠相续。乙状结肠也有系膜，活动度较大，进入盆腔后，在第3骶椎平面处续连直肠。直肠的长12～15厘米，离开腹腔进入盆底，末端叫肛管，有肛门括约肌，可感受便意，控制排便。

大网膜是腹腔的卫士

在胃和横结肠之间有形似围裙样的多层腹膜融合的膜状结构，称大网膜，富含血管和脂肪组织[见图腹部脏器（前面观）]。它披覆于空、回肠和前腹壁之间，其下垂部具有较大的活动性。当腹腔内有炎症时，大网膜可包裹粘连限制炎症的扩散，有"腹腔卫士"的称呼。它也是发生术后腹膜粘连最常见的结构。

肝脏的结构和功能是怎样的

　　肝是人体最大的消化腺，分泌胆汁，每日有800～1200毫升进入肠道。成人肝重约1500克，约占体重的2%。肝大部分位于右季肋部和上腹部，小部分位于左季肋部，胆管是输送胆汁的管道结构，包括肝内胆管和肝外胆管，后者包括左右肝管、肝总管、胆总管及胆囊、胆囊管。肝脏是人体的支柱器官之一，具有重要功能，除了生成胆汁参加消化，还是身体的重要物质加工厂，体内的解毒中心，还参加造血。没有肝脏，或者肝功能不好，就会危及生命。

胆总管的结构和功能

　　胆总管长4～8厘米，有一定舒缩功能。进入十二指肠降部的左后壁与胰管汇合，形成膨大的乏特氏壶腹，共同开口于十二指肠乳头。开口处有括约肌，称奥迪氏括约肌。平时，括约肌处于收缩状态，肝脏分泌的胆汁受此处阻挡，经胆囊管入胆囊贮存和浓缩。进食后，由于食物及消化液的刺激，引起胆囊收缩和括约肌舒张，使胆囊和胆道内的胆汁排入十二指肠，协助食物的消化。

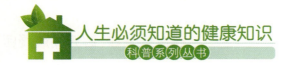
胰腺的结构和功能是怎样的

　　胰腺位于中腹部腹膜后，外形像横卧的蚕虫，可分为胰头、胰体和胰尾部。胰腺是重要的消化腺，分泌胰液，是机体食物消化的主力军。胰液通过胰管和胆管汇合，共同排入十二指肠。胰腺的疾患常和胆管病变相关，最常见的就是胆管结石引发的胰腺炎。在胰体尾部有散在的细胞群落称胰岛，其中的 β 细胞分泌胰岛素。胰岛素有调节机体代谢，降低血糖的作用。胰岛素不足，血糖升高的疾患就是糖尿病。

胆囊的结构
和功能是怎样的

　　胆囊位于肝右叶下面的胆囊窝内。胆囊呈梨形、茄形或椭圆形。容量40～60毫升。胆囊的主要功能是浓缩胆汁参与食物的消化。

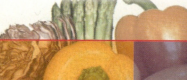

外科病与内科病

外科病包括哪些范围

外科疾病包括五大类：感染、肿瘤、外伤、畸形和功能障碍。感染是几乎每个人都曾遇到的疾病，轻的感染比如毛囊炎，严重的比如阑尾炎、胆囊炎、胰腺炎等。肿瘤是备受瞩目的话题，谈瘤色变说的就是肿瘤。外伤经常畸形是指外观的不正常，比如肠管发育畸形。功能障碍是指不能发挥正常的功能。这些疾病单靠药物治疗难以取得效果，所以需要外科手术纠正。

外科病的特点是病情发展快，常常需要外科手术干预才能够中断病情的过程。比如胃穿孔，如果不做急诊手术，流出的消化液短时间内就会扩散整个腹腔，引发细菌感染，造成休克，甚至死亡。还比如肝破裂，如果不做积极治疗，肝脏破裂的创口源源不断继续出血，会造成失血性休克，甚至死亡。

虽然这两个是极端的例子，但也是外科疾病的典型特点。所以，患者到医院看病，经常是先到外科，排除一下是不是外科病，原因就在于此。

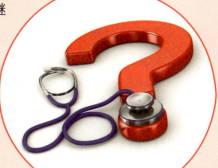

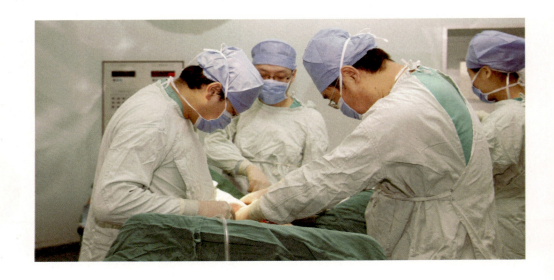

手术就是外科吗

外科疾病比如急性阑尾炎、胃癌、肝破裂，通常需要手术。手术成为了外科的标志。老百姓也常常将是否手术作为外科和内科的鉴别标准。虽然手术是外科的重要治疗方法，但是外科学并不等同于手术学，手术只是外科的治疗方法之一。

内科病的特点有哪些

内科疾病主要是药物治疗，比如急性肠胃炎、肝炎等，这些疾病通过药物就能够治愈。这也是区分外科和内科的主要标志。不过，随着医学的发展，内科治疗手段也在增加，比如各种内窥镜治疗（胃镜、结肠镜、十二指肠镜）、介入治疗、生物治疗、基因治疗，拓展了内科治疗的领域。不过，手术仍然是属于外科范围。

以前的内科病将来也可能成为外科病吗

随着科技进步，以及对疾病新的认识，新知识和新技术的应用，以往有些内科疾病现在也开始用外科手术治疗，成为了外科疾病，比如采用肝移植治疗晚期肝功能衰竭。肝功能衰竭以往是典型的内科疾病，但是晚期的肝功能衰竭，内科治疗常常没有明显效果，患者最终死亡。但是开展肝移植外科手术后，这些患者获得了治愈的机会。现在，肝移植已经成为晚期肝功能衰竭的首选治疗方法。

经常和外科疾病混淆的内科疾病有哪些

外科疾病和内科疾病有时难以区别，需要丰富的临床经验和严密系统检查才能确定。比如，有位王先生肚子痛，到医院看病，护士帮他挂了腹部外科号。可是，到外科就诊后，医生却告诉他不是外科病，而是内科病，需要到内科诊治。王先生想不通，肚子痛还分什么外科、内科？这是因为腹痛原因太复杂，甚至门诊的护士，有时候也难以区分究竟是外科病还是内科病。有些腹痛，貌似外科疾病，其实是内科病，像急性胃肠炎、结肠炎、肠痉挛、肝炎、肺炎、过敏性紫癜、铅中毒、糖尿病酮症酸中毒、心肌梗死、心绞痛等。这些需要医生检查后才能知道。而且，外科医生对有些内科疾病的治疗并不完全清楚，所以，到相应的内科诊治更为妥当。

为什么说妇产科疾病也容易误诊为外科病

有一位年轻女性，因为腹部疼痛，认为是急性阑尾炎，到外科就诊。医生简单问诊和检查后，也没有发现妇科和产科的疾病，月经正常，诊断为阑尾炎，急诊手术。但是，手术中发现是宫外孕，输卵管已经破裂出血，这是一例貌似阑尾炎的妇产科急诊。相似的例子还有很多，特别是妇产科的急性盆腔炎、宫外孕、卵巢囊肿、黄体破裂等，和外科疾病极为相似，极易误诊。所以，对于女性的腹痛患者，必须检查妇科。

消化道肿瘤外科的基本常识

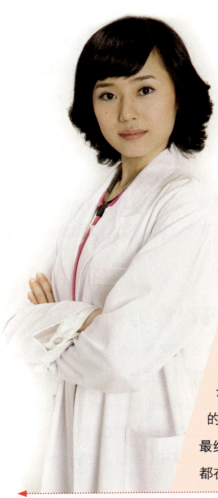

什么是肿瘤

　　如果从医学术语来解释，肿瘤是机体在各种致瘤因素的作用下，局部组织的细胞在基因水平上失去了对其生长的正常调控，导致异常增生从而形成的新生物，通常形成肿块，所以统称为肿瘤。但是这个解释却晦涩难懂，不如打个比方来加以解释。

　　如果把人体比喻为人类社会，那么我们每个活动的人就恰似人体的细胞。人体由一个个细胞组成一个个组织、器官，直至系统，最终由不同的系统构成了人体，而由一个个人的个体，组成一个职业、单位、公司、乃至行业，最终构成了人类社会。正如人类社会中的个体人，都在努力地学习、工作，在向社会贡献自身力量的

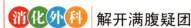

同时，也完成了自己的职能以及生老病死的人生周期。细胞同样如此。不过社会中的个别人总是有少部分异常分子，过分注重自己的私利而将自己的社会责任放置脑后，不断膨胀自己的势力，最终扰乱社会，扰乱其他正常人的生活，如果不加制止干预，必将颠覆整个人类社会，那么作为细胞同样如此，部分细胞会忽略自己的功能，而变成不断自我增生，膨胀，甚至扩散的肿瘤细胞，逐步影响人体局部的功能，如果任其发展，最终必将影响整个人体的健康，甚至危及生命。

正如这个例子所讲，肿瘤来源于人体自身，而细胞从正常细胞演变为肿瘤细胞也需要漫长的过程。这个过程是连续的，从量变逐渐发展为质变的过程，最终发展为肿瘤细胞，这就决定了肿瘤的隐秘性以及诊疗的困难性。

消化道肿瘤都包括哪些种类

谈到消化道肿瘤，首先应该明确消化道的概念。人体的消化系统包括食物走行的管腔器官，包括食管、胃、十二指肠、空肠、回肠、结肠、肛门，还包括消化管道的附属器官，以及为消化食物提供消化液的器官，如肝脏、胆管、胆囊、胰腺、壶腹以及阑尾等。由这些组织器官来源的肿瘤都属于消化道肿瘤，而根据肿瘤的种类，分为良性肿瘤，恶性肿瘤，进一步划分，分为腺癌、黏液腺癌、内分泌癌、胃肠道间质瘤、印戒细胞癌等。消化道肿瘤的构成器官众多，肿瘤种类更是纷繁复杂。为什么在肿瘤中，消化道肿瘤占有非常重要的地位呢？就是因为消化道肿瘤对人类健康构成巨大的威胁影响，尽管人体各个器官组织都能形成肿瘤，可是各个器官组织肿瘤的发病率及恶性程度却是不尽相同的，甚至说具有巨大的差异，而消化道肿瘤中的肝癌、胃癌、结直肠癌、食管癌的发病率均位列肿瘤发病率的前列，而病死率也居高不下。这正是消化道肿瘤越来越受到人们重视的原因。

消化外科疾病的基础知识

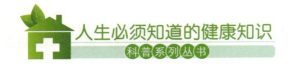
什么是癌症

　　癌症是什么，同肿瘤有什么区别呢？其实这个问题很好回答，癌症是肿瘤中的一个种类。肿瘤分为良性肿瘤及恶性肿瘤，而恶性肿瘤中的一类就是癌。用术语来讲，组织来源于上皮组织的恶性肿瘤就是癌。

　　那么为什么癌如此的骇人听闻，让人闻癌色变，而肿瘤世界的其他类型的肿瘤却显得有些默默无闻呢？良性肿瘤同恶性肿瘤的区别就在于对周围组织是否具有侵袭性。也就是说，良性肿瘤属于局部的个体不断致力于自身的发展壮大，而忽略自身所需担负的责任，可是却对周围其他的组织、器官不具备侵袭性。它对周围的影响就是因为不断发展壮大，而挤占别人的生存空间，耗费掉别人的物质财富，从而影响人体局部的安定团结，可是却容易运用相应措施予以根除。而恶性肿瘤却具有侵袭性，也就是在自己不断发展壮大的同时，不断渗透到别人的生存领域，或者转移到其他的领域空间，进行发展壮大，从而对局部社会或者整个社会产生极为恶劣的影响，而且对于根除这种不良分子，办法也非常棘手，正是因为他们的侵袭性，如果打击面过于广阔，终究会对整个机体产生极为恶劣的影响，甚至影响整个机体的生死存亡。而如果打击力度不够，残留的恶劣分子，犹如星星之火，不久又将燎原。

　　这也就是恶性肿瘤的可怕之处，而恶性肿瘤中来源于上皮组织的占了绝大多数。这部分恶性肿瘤我们统称为癌。在消化道肿瘤中，癌所占的比例更是绝大多数，这就是癌声名显赫的主要原因。

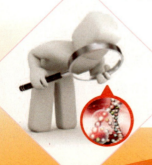

消化道肿瘤可怕吗

　　消化道肿瘤可怕吗？其实应该首先回到肿瘤可怕吗这个问题。肿瘤可以说可怕，也可以说不可怕。为什么呢？如果把肿瘤比喻成人类社会中的恶劣分子，那么什么时候它会变得可怕呢？那就是它发展壮大以后。即使是不以侵袭为特征的良性肿瘤，在它发展壮大之后，同样会夺取机体所需的营养，挤占其他器官组织的生存空间，从而威胁整个机体的生命安全，同样可以说它可怕，更何况以侵袭为特征的恶性肿瘤呢？它不断发展壮大，并且不断侵入周围器官组织，甚至在其他的器官组织建立"殖民地"，不断扩充自己的实力，更会对机体产生致命的影响，所以从这个方面来说，肿瘤是非常可怕的。那么，从另一方面来讲，如果我们的社会具有足够的警惕性，并且建立相关健全的排查机制，在不良分子刚开始搞破坏的时候，便开始发动打击，将破坏损毁在萌芽状态，那么坏分子还可怕吗？肿瘤同样如此，这就是为什么常规体检如此重要的原因，能够在早期发现肿瘤，并且早期诊断，早期治疗，在肿瘤的早期予以坚决彻底的打击，甚至对于高危的患者进行早期预防，做到未雨绸缪，那么从这一方面来说，肿瘤并不可怕。

消化道肿瘤会传染吗

　　这个问题回答起来既简单也很复杂，如果了解了人体的基础知识，那么回答起来就很简单，可是在讲解人体的基础知识的时候，却有些复杂。

　　首先，肿瘤细胞来源于自身正常细胞组织，经过一系列内外因素的作用，从一个正常细胞逐渐演化成肿瘤细胞，并逐渐发展成肿瘤，所以肿瘤同感染是有本质区别的。感染来源于外部。感染的对象是整个人类。所以能够从一个患者传染到另一个患者。另外，作为人体来讲，每个个体对于不是自身个体的细胞、组织、

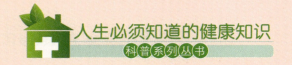

器官具有极强的识别性及排斥性。所以，对于在一个个体中横行无忌的肿瘤细胞，到了另一个个体却处于人人喊打的悲惨境地，所以答案就是，肿瘤是不传染的。

肿瘤为什么要早期治疗

　　肿瘤对身体的破坏性及危害性跟肿瘤的种类和分期有着明显的相关性。我们要建立和完善规范的早期发现、早期诊断以及早期治疗的肿瘤诊疗制度，这就需要规范的体检制度，以及对肿瘤高危患者的更进一步的排查制度，并对容易发现的肿瘤早期进行治疗，才能将肿瘤扼杀在初起阶段。早期肿瘤治疗后的生存状况同良性疾病之间并无明显差异，这就决定了肿瘤早期治疗的重要性。同时，我们对于容易诱发肿瘤的因素进行提早干预，做到未雨绸缪。对于癌前状态或者癌前病变进行规范，彻底地治疗，将发展为肿瘤的可能性降到最低，如果能够做到早期治疗，肿瘤并不可怕。

如何早期发现肿瘤

　　早期发现肿瘤是肿瘤早期治疗的关键，同时也是医学的一个难点所在。通过上面的讲述，我们知道组织细胞从正常细胞演变成肿瘤是一个漫长的过程，而演变过程是一个循序渐进的过程。正因为是循序渐进的过程，这就决定了肿瘤的症状同良性疾病的症状并没有本质的差别，尤其是肿瘤处于早期的时候。等到肿瘤逐渐发展到了进展期的时候，肿瘤的一些比较特异的症状表现出来的时候，这个时候发现肿瘤，也就失去了早期治疗的时机。

　　所以从这个意义来讲，早期肿瘤缺乏特异的症状，甚至根本没有症状。那么，如何早期发现肿瘤呢？我们可以从几个方面来做：首先要定期体检。定期的身体检查可以防患于未然，早期发现身体存在的各种疾病，包括肿瘤，从而对肿瘤进行早期治疗。其次，出现症状，早期就诊。到正规的医疗机构进行规范的诊疗，从而早期发现肿瘤，为早期治疗做好准备。再次对于具有家族史以及某些癌前病变或者癌前状态的患者，以及具有罹患肿瘤的高危因素的患者，更要引起重视，早期予以针对性的处理，做到未雨绸缪或者早期治疗。尽管做到这三点并不能确保完全能够做到早期发现肿瘤，但是却能够早期发现绝大多数的肿瘤，为早期治疗肿瘤打下基础。

消化外科疾病的基础知识

肿瘤标志物是什么

　　肿瘤的种类很多，全身的各个部位均可发生。早期缺乏特异的症状，所以做到早期发现肿瘤比较困难。那么如何早期、方便、快捷地发现肿瘤就是医学研究的关键，而肿瘤标志物的研究就属于这一范畴。

　　肿瘤标志物是肿瘤在发生、发展过程中产生的某种较为特异的物质，通过检测血液等体液组织能够发现，并能迅速做出诊断。当然这是理想的肿瘤标志物，目前应用于临床的肿瘤标志物的检测有多种，在临床的肿瘤诊断和治疗中发挥着重要的作用。但是谈到肿瘤标志物要注意几个问题。首先肿瘤标志物不是万能的，它只是诊断肿瘤的手段之一。肿瘤标志物不能诊断所有的肿瘤，同时肿瘤标志物结果正常并不能代表身体不存在肿瘤。其次，肿瘤标志物异常，并不代表一定存在肿瘤。它只是一个警惕信号，指导我们做进一步的诊疗，从而确定身体是否存在肿瘤。最后，在肿瘤的治疗过程中，通过检测肿瘤标志物的变化，可以从一定程度上判断肿瘤的预后，治疗效果及复发转移情况。

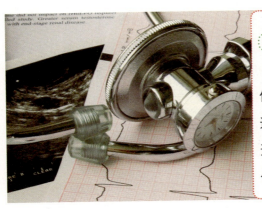

肿瘤为什么会转移

恶性肿瘤的特性是具有侵袭性。侵袭性不但表现为局部的浸润扩散，逐步侵入周边的组织器官，而且能够通过身体的淋巴血液等系统扩散到其他组织器官进行生长，从而实现转移。

消化道肿瘤的转移途径都有哪些

消化道的肿瘤的扩散转移途径有几种。首先，最直接的就是向周围组织器官直接扩散蔓延，甚至侵入周围的器官组织。比如直肠癌可以侵袭周围的肠周组织，甚至侵犯周围的神经、血管、骨盆。其次，通过淋巴系统扩散。淋巴系统有如人体的防卫站，肿瘤同淋巴系统的对抗，是肿瘤转移的途径之一。肿瘤再与淋巴系统的对抗中占据上风，就会逐步侵占一个个淋巴结，从而实现扩散转移。再次，侵入血管，随着血液循环，扩散到身体的各个部位，最后如果肿瘤侵透原发组织器官达到脏器表面，进入腹腔，那么肿瘤细胞脱落就可能掉落到其他的腹腔脏器表面，从而实现种植转移。

哪些人容易患消化道肿瘤

消化道肿瘤种类繁多，针对这个问题，我们可从胃癌、结直肠癌这两个典型的消化道肿瘤入手，来做简要说明。对于胃癌来说，经常食用含有亚硝基化合物以及多环芳烃化合物的食物，比如烟熏、腌制等食物中含有这些物质较多，这些患者容易罹患胃癌，而高盐饮食，幽门螺杆菌感染的人群，同样容易罹患胃癌。同时遗传因素，甚至血型等因素可能同胃癌的发生相关，但是关系的密切程度以及是否混杂有其他因素，尚有待进一步研究证实。而患有慢性萎缩性胃炎、慢性胃溃疡、胃息肉以及既往做过胃部手术的残胃及 Menetrier 氏病等这些疾病的患者罹患胃癌的几率增高。所以合并这些疾病的患者要引起足够重视，并经常体检，以确定是否罹患胃癌，并做出早期处理。而对于结直肠癌来说，高脂、高蛋白、低纤维饮食的人群罹患结直肠癌的概率增加，饮酒、低维生素饮食、多食油炸类、食盐、腌制类食品的人群罹患结直肠癌的概率增加。当然遗传因素也是结直肠癌的病因之一，而罹患肠道慢性炎症、息肉（如家族性息肉综合征、P–J 综合征）、腺瘤的患者、血吸虫病、胆囊切除术后的患者罹患结直肠癌的概率增加。消化道肿瘤发生的原因是多方面因素共同作用的结果，而并非某一种单一因素单独作用产生的结果。所以不管是否存在这些危险因素，均有罹患消化道肿瘤的风险。均需要定期体检，或者早期发现症状，早期就诊，早期治疗，以期达到最佳的治疗效果。

肿瘤引起疼痛要忍着吗

　　肿瘤给很多人的第一印象，就是剧烈持续的疼痛，而很多人脑海中的肿瘤患者的形象也是被肿瘤疼痛折磨得痛不欲生的形象，那么肿瘤究竟有多疼，肿瘤的疼痛真的没有办法处理吗？首先，肿瘤患者确实存在疼痛的问题，而且有很多肿瘤患者具有沉重而且持续的疼痛。但是，肿瘤的疼痛却是可以治疗的，肿瘤患者忍受疼痛的概念早已过时，而使肿瘤患者不疼痛，才是目前医学界的共识。目前治疗肿瘤疼痛的手段很多，药物更是种类繁多。传统的三阶梯疼痛用药，能够针对不同的肿瘤患者疼痛程度给以不同镇痛程度的药物，而给药的途径也有很多，包括注射、口服、皮肤贴剂，有速效、长效、缓释等多种类型，还有通过手术解决疼痛，局部注射阻断疼痛，以及止痛泵缓解疼痛等多种手段，可以说综合应用这些手段，对于缓解肿瘤患者的疼痛，

消化外科疾病的基础知识

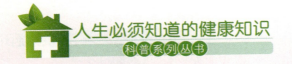

具有非常良好的治疗效果。

所以，肿瘤患者忍受疼痛的观念早就过时了，不需要忍受，肿瘤患者应该镇痛，应该远离疼痛。同时临床有各种丰富有效的手段用来镇痛，并且能够达到很好的效果，所以肿瘤患者不但不应该忍受疼痛，而且根本没有必要忍受。

怎么看消化道肿瘤的病理报告

通过前面多个问题的论述，可能大家都认识到了消化道肿瘤病理的重要性，可是拿到消化道肿瘤术后病理的报告，却往往是一头雾水，描述众多，且都是专业术语，根本不知从何下手。为此，就要了解一些消化道肿瘤的专业知识，才能对消化道肿瘤的病理报告有个初步认识与了解。

首先，要看肿瘤的病理类型，到底是哪种肿瘤，是良性肿瘤，还是恶性肿瘤。知道了良恶性还要知道是哪种类型，是腺癌，还是黏液腺癌，甚至是印戒细胞癌等，因为肿瘤的病理类型直接关系到后续治疗的选择。其次看肿瘤的分期。分期从几个部分来看，包括肿瘤的大小和浸润范围，也就是 TNM 肿瘤分期的 T 的级别，以及淋巴结转移情况，包括淋巴结转移的个数、淋巴结转移的站别，也就是 TNM 分期中的 N。再次，看肿瘤切除的残端是否有肿瘤残留。最后，看免疫组化的结果，看看哪些免疫组化的结果是阳性。

当然这只是大概，只是让大家了解消化道肿瘤术后病理的入门知识。具体到每一种肿瘤，它的分期方法又都是不同的，每一个免疫组化的结果又有着不同的意义，对于术后的辅助治疗均具有决定性的指导意义，而所有这些是需要专业的肿瘤医生为您详细地针对某个肿瘤病例进行详细的专业解答，只是不管是哪种肿瘤，理解病理报告，都是从以上几个方面入手，理解了这些，可能更有助于下一步的深入理解。

为什么消化道肿瘤的患者治疗后要做随访

谈到消化道肿瘤，我们应该首先明确一个概念，就是恶性肿瘤是一个终生疾病，需要终生不断地随访，从而达到对肿瘤的监测，以达到早期发现，早期诊疗的目的。正如前文所述，恶性肿瘤的最大特点是复发转移，复发指的是肿瘤的原发部位通过手术或者其他手段根治后，再次出现肿瘤。转移指的是身体的其他部位出现此病理类型的恶性肿瘤。正是因为恶性肿瘤的这个特点，也就有必要长期监测肿瘤患者。即使是早期肿瘤仍然有复发转移的风险，所以就有必要定期随访，定期对肿瘤患者进行监测、检查，从而尽早发现可疑的复发转移病灶，并针对这些病灶进行针对性的治疗，从而使肿瘤患者具有更好的预后。

消化外科疾病的基础知识

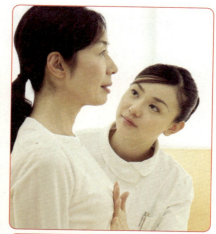

消化道肿瘤患者能活多长时间

消化道肿瘤患者及其家属最想知道的问题是他们还能活多久，可是对于医生来说，最难回答的恰恰是这个问题。因为肿瘤患者的预后由很多因素构成，比如消化道肿瘤的病理类型，病理分期，以及患者的年龄，是否合并有其他疾病，还有患者的性格以及精神状态等，这些所有因素都会影响到消化道肿瘤患者的生存时间，也就是能活多久的问题。即使明确了消化道肿瘤的病理类型以

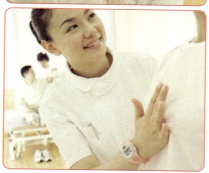

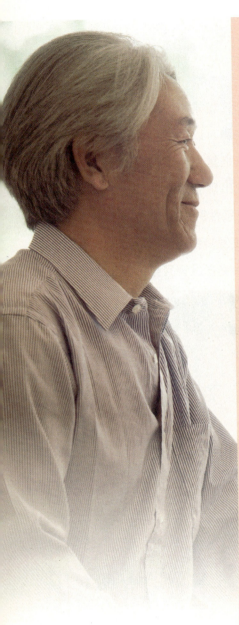

及病理分期，那么在临床上统计的也是肿瘤的五年生存率或者两年生存率，也就是肿瘤患者活到两年或者五年的概率。但是具体到一个肿瘤患者身上，却不是概率问题，而是生或者死的问题，更何况还有肿瘤患者自身的身体状况以及精神状态，治疗情况等一系列的影响因素。所以回答消化道肿瘤患者能够活多久确实是一个棘手的问题。

综上所述，医生回答消化道肿瘤患者到底能够活多久，只能是一个比较粗略的概率性的回答。随着患者的治疗情况以及随访情况，随时会有不同的修正。其实，更重要的问题是，过分关心肿瘤患者能够活多久，无疑会增加肿瘤患者的心理负担，从而恶化肿瘤患者的预后。也许放弃对于存活时间的过度关注，而是把精力全部放到如何过好目前的生活，并积极配合治疗，才能获得更为长久的存活时间以及生活质量，甚至达到长期生存。

消化道肿瘤的患者都要如何随访

正如前面的问题所述，消化道肿瘤患者需要随访，那么该如何进行随访呢？通常情况下，在消化道肿瘤手术后，两年内每 3 个月随访一次；两年后，每半年随访一次；5 年后，每一年随访一

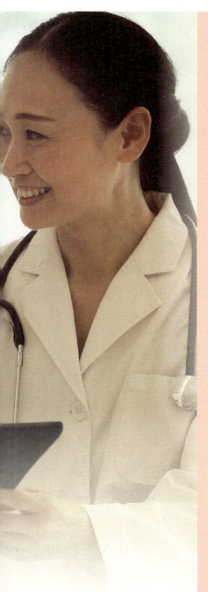

次。随访的项目根据肿瘤的种类有所不同，通常包括肿瘤原发部位的影像学检查、血液学检查、血常规，肿瘤标志物，生化系统的肝肾功能，以及好发转移部位的检查等。当然通过患者的主诉症状的不同进行重点检查，如果检查中发现可疑或者异常情况，还要进行进一步检查，以明确诊断，确定诊疗措施。如果确定了诊疗措施，还要进行诊疗措施所需要的一系列相关检查。当然这些随访内容都是根据肿瘤的不同，以及根据患者的不同，进行个体化随访的。所以一个肿瘤患者通常由一位医生长期随访，这位医生对肿瘤患者的病情以及治疗过程有着充分的了解，从而为这位患者安排规范化、个体化的随访内容，发现异常情况时，也能做出规范化的个体化治疗措施。

为什么
消化道肿瘤手术后要看
两年和五年的生存率呢

这是个令消化道肿瘤患者经常不理解的问题，其实把道理讲明了就很好理解。消化道肿瘤经过初步治疗后，通常是手术后，有的还需要进行后续治疗，有的只需要定期随访。无论是哪种消化道肿瘤，患者听到最多的无疑是肿瘤的两年生存率和五年生存率，这到底是为什么呢？其实从随访的方法上，我们就能看出大概的原因。肿瘤从初步治疗结束开始随访，随着时间的延长，肿瘤的复发转移几率就会逐渐降低，两年后复发转移的几率就会大大降低，五年后肿瘤复发转移的几率就会降到非常低，这也就决定了肿瘤患者随访的频率从最初的每三个月一次逐步延长到后来的每年一次，这也就是为什么通常统计两年生存率和五年生存率的原因。存活五年以上，就代表能够长期生存，以后的复发转移几率大大降低，而两年至五年间的肿瘤复发转移概率也大大降低，所以通常从两年生存率能够大致反映五年生存率的情况，这就是肿瘤通常只统计两年生存率和五年生存率的原因。

综上所述，我们就能了解到，肿瘤患者存活五年以上，在临床上就等同于长期存活，以后延长时间进行统计，并没有太大的意义，所以这就是临床上肿瘤的两年生存率和五年生存率被反复提及的原因。

消化道肿瘤的患者还会罹患其他肿瘤吗

这是个残酷的问题，实际上这个问题的答案却是会。很多消化道肿瘤患者罹患消化道肿瘤后，就只关注罹患的肿瘤，从而对身体其他部位缺少足够的重视，这是错误的。全身各个器官组织都可能罹患肿瘤，患者罹患了消化道肿瘤，同时也有可能罹患其他的肿瘤，当然在确定罹患两种肿瘤之前，首先要做的工作就是要确定新发现的肿瘤是否为原有肿瘤转移所致。况且某些疾病具有多发肿瘤的风险性，如多发性内分泌肿瘤，可以同时或相继发生多种肿瘤。同时消化道肿瘤的患者往往精神压力巨大，这也会增加罹患其他肿瘤的风险性。

总而言之，消化道肿瘤的患者存在罹患其他肿瘤的可能，需要提高警惕。如果在罹患消化道肿瘤后出现其他的症状表现，仍然需要早期就诊，对相应症状做出诊断治疗，切不可想当然地以为这些症状就是所患消化道肿瘤所致。

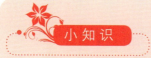 小知识

为什么叫外科

外科现在的定义是通过手术或者器械治疗疾病。外科这一称谓最早见于宋代的医疗文献。以前称为外科，是指疾病位于身体体表，比如疖、痈、疮等，并且采用手术治疗。后来随着西医进入国内，这一称呼被用在需要手术治疗的疾病的学科，和内科相对应。

宫外孕

正常情况下，胎儿是在子宫内发育长大的。如果胎儿发育在子宫外，就是宫外孕。最常见的位置是在输卵管。宫外孕危害极大。由于输卵管腔细，管壁薄，胎儿长大一定程度就会将输卵管撑破，造成宫外孕破裂大出血，甚至会死人。所以，一旦发现宫外孕，就需要早期积极处理。

贲门

贲门是解剖名词，是胃的一部分，位于胃和食道交界处。这里是贲门癌的发病位置。

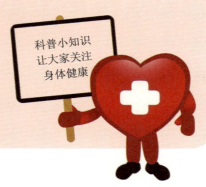

科普小知识
让大家关注
身体健康

（本章编者：蔡晓军 韩承新 郑皓 武金虎 李燕宁）

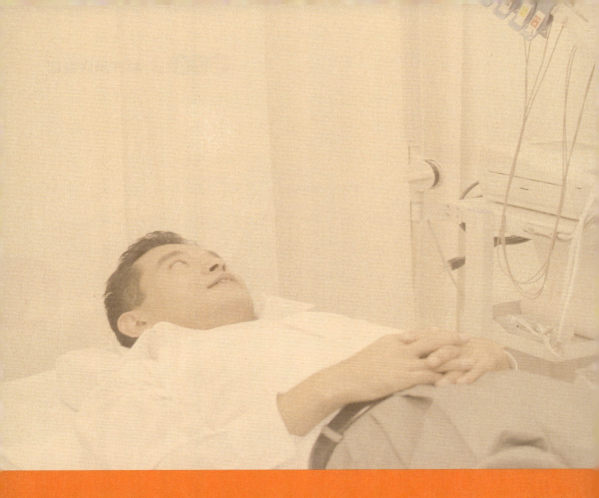

SHENMESHIHOU YINGGAI QUKAN XIAOHUAWAIKE

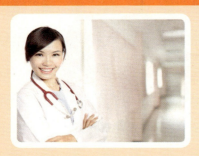
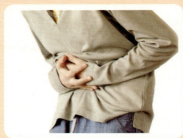
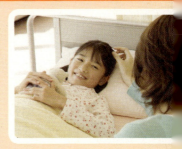

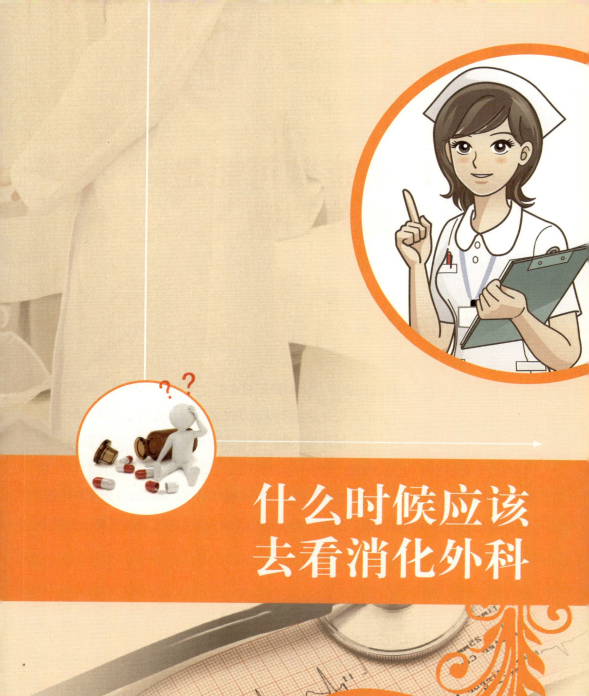

什么时候应该
去看消化外科

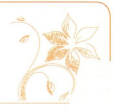
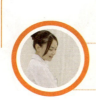

哪些症状可能是腹部外科病

腹部外伤

哪些表现可能是腹部外伤

腹部外伤常常有引起的原因，比如腹部被击打、车祸撞击腹部，或者刀刺腹部。最常见的腹部外伤的表现是腹部皮肤出现淤血，再就是腹部疼痛，触摸腹部，疼痛更加严重，往往提示腹部有外伤。有些表现就更加直观，刀刺腹部，腹部伤口伴有肠管等内脏的外露。也有些腹部外伤，致伤因素很轻微，比如有些腹部外伤的原因只是摔了一跤，或者腹部在栏杆上磕了一下，患者就感到腹部疼痛，到医院后检查发现脾脏破裂。所以，即使是轻微的外伤如果有腹部疼痛，也要小心可能出现腹部内脏损伤。

为什么有时候腹部外伤几天后才有表现

有位患者，不小心摔倒，起身后活动四肢，没有明显不舒服，就没当回事。1周后突然腹部疼痛，难以忍受，头晕，赶紧送往医院，检查后发现是脾破裂伤，同时有腹腔内大出血。医生反复问有没有腹部外伤，患者开始说没有，后来告诉医生，1周前曾经摔倒过。这种情况，在医学上称为迟发性脾脏破裂。这是由于开始的时候，虽然脾脏已经受伤，还没有完全裂开，但是脾脏内部却在继续出血，这样血肿越来越大，最终血肿破溃，成为腹腔内大出血。所以，即使是小的外伤，最好还是到医院就诊，确定一下有没有腹部内伤。

腹痛

什么是急性腹痛

急性腹痛，是最常见的外科疾病表现。所谓急性腹痛，是指腹部突发性疼痛。引起腹痛的原因非常复杂，可以是外科原因，也可以是内科疾病、妇产科疾病等。还有一些腹痛甚至是腹腔外的疾病引起的，比如心绞痛、心肌梗死，所以诊断腹痛原因有时候很困难。急性腹痛一定要及早到医院诊治。由于变化迅速，对人体的生理扰乱很大，延误就诊甚至会有休克、失水、电解质和酸碱平衡失调，有的还伴有高热、毒血症和败血症等全身中毒症状和代谢失常，威胁患者的生命。当然，有些慢性腹痛也可能是外科疾病所致，比如胃癌、结肠癌、肝癌等。对反复发作，时间较长的腹痛，也需要到外科检查，排除外科疾病的可能性。

什么是急腹症

急性腹部疼痛就是急腹症，由于症状严重往往需要到医院就诊，甚至需要手术。急腹症发病率高、病情危重、诊断困难、易误诊误治、后果严重。所以，对于急性腹痛切不可掉以轻心。

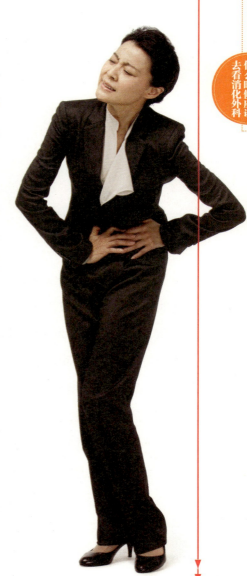

什么时候应该去看消化外科

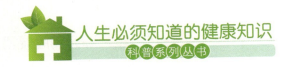

急性腹部疼痛包括哪些疾病

医学上，根据急性腹部疼痛的病变部位分为两种类型。

第一种类型，称为腹腔内脏器病变，包括：①炎症：比如急性胃炎、急性肠炎、急性肝炎、急性胆囊炎、急性胰腺炎、急性阑尾炎、急性腹膜炎及急性肾盂肾炎。②胃和肠道的穿孔：常见于胃与十二指肠溃疡穿孔、胃癌穿孔及肠穿孔。③阻塞或扭转：常见于胃黏膜脱垂、急性肠梗阻、胆道蛔虫症、胆结石、肾与输尿管结石及卵巢囊肿蒂扭转等。④破裂出血：常见于肝脾破裂、宫外孕等。⑤血管病变：常见于肠系膜动脉硬化及梗塞、门静脉栓塞、脾梗塞、肾梗塞、腹主动脉瘤等。⑥其他：如急性胃扩张、肠痉挛、痛经。

第二种类型：称为腹腔外疾病，是指疾病的部位在腹腔之外，但是也有腹痛的表现。比如：①胸部疾病：如肺炎、胸膜炎及急性心肌梗死等。②中毒及代谢障碍疾病：如铅中毒、糖尿病酮症及尿毒症。③变态反应及其他疾病：如腹型变态性疾病、急性溶血、腹型癫痫及神经官能症。

肚子疼痛应该怎么办

在某些知道病因的情况下，比如受凉引起的肠痉挛，急救的方法很简单，喝点热水或用热水袋敷在腹部都能起作用。而大部分情况下，腹痛是一个复杂的病症，有些病会转移疼痛的地方（如阑尾炎），有些病会掩饰病变的真相（如宫外孕），连医生都很难判断，更别提普通不懂医疗的人。

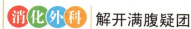

建议：①不要随便给患者吃食物、泻药，也不能喝水，防止加重病情。②应尽量安慰患者，使其情绪放松、平静，减少挣扎、乱滚等活动。帮助患者处于仰卧体位，双膝屈曲，使肚子放松。

当疼痛难忍时，也不能揉肚子，更不能吃止痛药。揉肚子，可能会使腹膜炎扩散或加重病变。吃麻醉性止痛药，会掩盖腹痛症状，给医生增加诊断上的困难。

以下情况也千万别以为是普通腹痛就不去医院而耽误病情。一是表现为腹痛、腹泻的急性肠胃炎，通常由吃不洁食物引起，应该及时询问一同吃饭的其他人有什么症状；二是单纯呕吐引发的肠梗阻；三是育龄期妇女突然停经，在腹痛时有内出血，一过性的头晕、恶心等症状，可能是宫外孕；四是突然剧烈腰痛引起的泌尿性结石。

急性腹痛的诊断真的很困难吗

每一种急性腹痛都有它一定的病理变化、症状、体征和化验等方面的表现，有些表现比较典型，然而在急性腹痛的早期，有些典型的症状尚未完全显露，而且许多疾病的腹痛有相似之处，因此诊断比较困难。例如溃疡病早期，表现和心肌梗死非常相似；急性阑尾炎，有时很难以和急性输卵管炎、卵巢囊肿蒂扭转等妇科疾病相区别。即使急性腹痛的病因已明确，如急性肠梗阻、胆道感染、胰腺炎等，但由于病情发展很快，可以从比较轻的单纯性肠梗阻转化为严重的绞窄性肠梗阻、从一般胆道感染发展

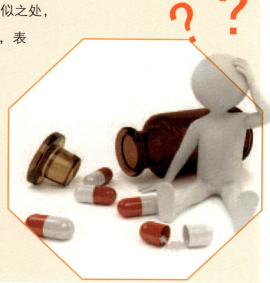

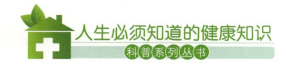

为中毒性休克、从单纯性胰腺炎演变为坏死性胰腺炎，造成严重的危害。此时即使采取急诊手术，有时也难以挽救患者的生命。腹痛，对于外科医生是个富于挑战性的问题。

几种常见外科急性腹痛的部位及原因是怎样的

一般腹痛发生在右上腹者，多见于胆囊炎、胆石症、胆道蛔虫；发生在左上腹者，多见于胰腺炎；中上腹者，则见于溃疡穿孔、急性胃炎、阑尾炎的早期阶段等；脐周围痛可见于急性阑尾炎早期、肠道蛔虫症、肠梗阻；右下腹痛者，见于阑尾炎、右侧输尿管结石等；左下腹者可见于左输尿管结石、结肠炎。

从疼痛性质上看，阵发性绞痛多见于胆石症、胆道蛔虫、肠梗阻、肠炎等；持续性绞痛多见于输尿管结石、肠管绞窄等；持续性剧痛多见于溃疡穿孔、急性胰腺炎、阑尾炎穿孔等；胀痛者，可见于肠梗阻；疼痛放射至右肩或背部的可见于胆石症，放射至会阴部为输尿管结石的表现等。当然，最终诊断还需要辅以一些相关的影像学及实验室检查，建议出现上述情况应到医院做进一步的检查，以免延误病情。

此外，尚有其他一些原因的腹痛也时常困扰着一些朋友：①肚子受凉了或饭吃得急了就会有腹部疼痛的感觉，需要治疗吗？这类情况主要见于胃肠炎，只要注意饮食调节，一般不需要特殊治疗。如果症状逐渐加重建议还是到医院行相关检查。②肚子疼痛剧烈，不敢碰，如何治疗？可能是腹膜炎，应该及时到医院就诊，有可能需要手术治疗。③饮酒后有时候出现腹部疼痛，如何治疗？饮酒后腹痛要格外小心，因为可能发生急性胰腺炎，这个病比较凶险，需要到医院检查，明确诊断。如果明确为急性胰腺炎，必须住院治疗。④我同事说他有时候饿了，或是吃得太饱也会腹部疼痛，需要治疗吗？有可能是消化性溃疡，包括胃溃疡或者十二指肠溃疡，需要口服药物治疗。当然到医院行胃镜检查后再正规治疗。⑤我的肚子剧烈疼痛，并且尿血，该怎么办？有可能是泌尿系结石，及时到医院就诊，根据检查结果决定治疗，小的结石可以抗炎治疗后口服排石药物经排尿排出结石，也可能需要体外碎石。对于比较大的结石则可能需要手术治疗，同时有可能为泌尿系结核，治疗则需要抗结核治疗，及时到医院就诊是第一步。

腹痛为什么要注意结肠癌

有一位五十多岁的患者，最近半年，反复下腹疼痛，每次发作一两天就好了，没有到医院就诊。2周前再次腹痛，和以前一样，也未引起注意。因为后来出现尿痛，到泌尿科看病，吃药后没有明显效果。3天前腹痛加重，还以为是尿道炎，继续吃药。因为没有效果，来到医院。医生发现整个腹部硬邦邦的，到处压痛，怀疑是消化道穿孔。紧急手术后，发现是乙状结肠癌穿孔，满肚子都是脓液。由于肿瘤已经长到膀胱上了，所以会有尿痛的表现。由于手术的时候已经晚期了，手术效果自然就差了很多。

乙状结肠癌是中老年人的常见疾病。通常会有腹痛和便血的表现。对于45岁以上的中老年人，如果有便血或者反复下腹痛一定要小心可能有结肠癌。这个患者半年前反复腹痛，其实就是结肠癌的表现，如果半年前就及时就诊检查，特别是结肠镜检查，可能就会比现在好得多了。

腹痛是个常见症状，为什么还容易误诊

腹痛是非常复杂的症状。据说，引起腹痛的原因有260多种，可见其复杂程度。表现相同的腹痛可以是不同的疾病，不同的腹痛也可以由同样的疾

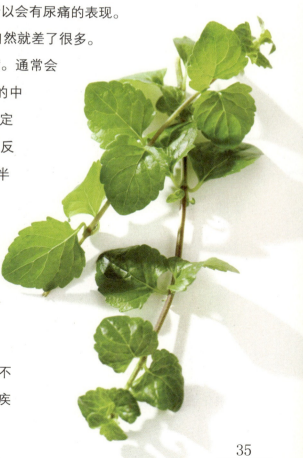

病引起。另外，腹痛还可以由不同学科的疾病引起，比如内科疾病、妇产科疾病、小儿科疾病，甚至职业病等。所以腹痛很复杂，也容易误诊。不过，也不要过分担心，随着现代科技和医生诊断水平的提高，有许多以前难以诊断的疾病，现在变得容易了，比如胆结石，以前没有 B 超的时候，诊断非常困难、麻烦，但现在，只要做超声检查，就很容易诊断出来。即使超声检查不能确定，还可以通过 CT、MRI 等仪器进一步明确。更为重要的是，目前对绝大多数常见的疾病和危重症，已经有了比较成熟的诊断方法，可以保证大多数腹痛患者得到正确诊断。

便血

便血有哪些表现

便血有两种表现，最常见的是大便拉出鲜红色血便，往往这时患者非常重视，到医院就诊。还有一种是黑便，也就是大便颜色发黑，甚至像沥青，如果量少，常常被忽视。黑便也是便血的表现，需要引起重视。便血说明胃肠道有出血病灶，大多数为外科疾病，比如痔疮出血、肠道息肉、溃疡病出血、胃肠道肿瘤出血等。

黑便是怎么回事

在临床上，消化道出血并在肠道内停留时间较长，则因红细胞破坏后，血红蛋白在肠道内同硫化物结合形成硫酸亚铁，从而使粪便成黑色，而由于多附有黏液而发亮，类似柏油，故临床多称作柏油便，俗称为黑便。但是要注意的是，食用动物血、动物肝脏可使粪便呈现黑色，服用铋剂、铁粉、碳粉及某些中药等也会使粪便变黑，所以黑便未必都是肠道出血。引起消化道出血的原因很多，比如消化道肿瘤、溃疡病等。另外，其他肠道疾病或者全身疾病也能引起黑便，所

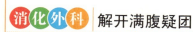
以如果一旦出现黑便，需要及时到医院就诊，鉴别是否是真正意义上的黑便，并对出现黑便的原因进行追查，从而达到发现疾病，并早期治疗的目的。

便血与哪些疾病有关

血液从肛门排出，大便带血，或全部血便，色鲜红、暗红或柏油样，称之为血便。便血而伴有呕血多为上消化道出血；便血量较多，则为下消化道出血。

（1）肛门及直肠疾病：血便为鲜红色，血附在粪便外面，或便后滴出鲜血，肛门局部瘙痒、疼痛，或有便秘，多见于痔疮、肛裂；血便中混有糜烂组织，则可能为直肠癌。

（2）结肠疾病：血便为鲜红色，量少，伴有大量黏液或脓液。患者多以腹泻为主要临床表现，还有发热、腹痛、里急后重等症状。常见疾病有菌痢、阿米巴痢、结肠炎、血吸虫病。结肠癌处血便以外则有梗阻及腹部包块等。

（3）小肠疾病：血便色暗，呈稀薄赤豆汤样，量少，常见于伤寒第3周；出血性坏死性小肠炎，该病起病急，有严重中毒症状，并伴有脐周剧烈阵痛、腹泻等。

（4）肠套叠：多见于2岁以内儿童，为果酱样血。

什么时候应该去看消化外科

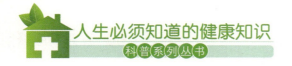

吐血

吐血后一定要去医院吗

吐血，医学上称为呕血，是指呕吐物中有不同程度的血液。发现呕血要立即平躺、放松，减少恶心和呕吐的刺激，联系车辆及时到医院就诊，以免耽误诊断和治疗。造成吐血的原因多种多样，有胃溃疡出血，有肝硬化门静脉高压血管破裂出血，有胃癌破溃出血，也有胃肠道急性炎症引起的出血。有些呕血是服用药物引起的，比如阿司匹林。还有些大量酗酒的患者反复呕吐造成胃黏膜撕裂出血。虽然，呕血的患者常常先到内科救治，但是，如果药物治疗效果不好的时候，就可能需要手术治疗了。

呕血一般都是消化道出血量比较大的表现。从这种意义上讲，呕血就是危险的信号，需要高度重视，应该立即到医院救治。当然呕血量越大，次数越多，越是危险。特别是肝硬化的患者出现呕血更加危险，因为这种患者，出血不易控制，往往会因为大出血造成死亡。

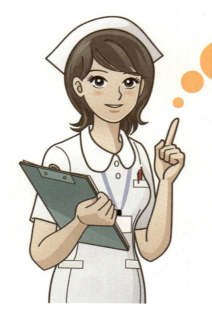

为什么有些人会吐出血块

血块又称血凝块，往往是出血时间相对较长，血液凝固后存留在胃内造成的。吐血有血凝块要考虑是大出血。但是，如果吐血量大，没有血凝块，提示出血速度比较快，以至于还没有来得及形成凝血块，就被吐出。

什么是消化道大出血

大出血是指突然出血的血量超过 1000 毫升，或者出现了休克。

一般来说，如果仅仅是大便化验检查才能发现有少量的出血，大便颜色基本正常，此时出血大约 10 毫升左右。如果大便外观像沥青，出血达到 50 ～ 100 毫升以上。出现呕血，出血量则可能超过 300 毫升。同时，出现头晕心慌、无力，出血量很可能超过 500 毫升。出现休克，出血量则超过 1000 毫升。

发生呕血后该怎么办

出现呕血后需要立即平躺，否则出血量过大，会造成晕厥。不要服用任何食物或者药物，不要躁动，立即联系急救中心或者急送医院诊治。

怎样判断出血可能停止

大便颜色变浅，提示出血减少，或者停止，如果大便颜色正常，提示出血停止。所以，观察大便颜色变化非常重要。

腹部肿块

腹部摸到肿块需要到医院检查吗

腹部肿物，或者叫腹部包块，也就是在腹部可以摸到的异常包块，要小心，这可能是肿瘤的表现，需要到医院检查。腹部包块的原因是多种多样的，有肿瘤，也有炎症包块，甚至还有先天性的因素。这些都需要系统的检查方能明确。当然，在当今信息发达的时代，越来越多的人关注肿瘤，甚至谈瘤色变，闹出不少笑话，比如把腹主动脉当成肿瘤，把正常的剑突也当成肿瘤，搞得寝食难安。虽然如此，重视自身健康，及时和医生沟通，解除疑惑，避免延误诊断和治疗，需要大力提倡。

莫把怀孕当成肿瘤

有一位年轻的女士，来到外科门诊，告诉医生肚子胀，吃饭不好。医生检

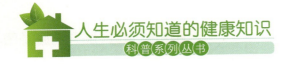
查后发现腹部有一个巨大肿块。显然肚子胀是这个肿块引起。听诊后发现有胎音。但是患者告诉医生说没有怀孕。做完检查证实就是怀孕。所以，对于育龄期的妇女，一定要注意怀孕的情况，及时到妇产科检查，避免把怀孕当成肿瘤。相类似的情况还有把尿潴留的膀胱、肠道粪便块当成肿瘤。如果有疑问及时到医院寻求医生的帮助。

莫把剑突当肿瘤

在门诊有时可以遇到患者说腹部有肿物，可能是肿瘤，但是医生检查后，告诉患者不是肿瘤，是剑突，是正常的人体构造。患者有时还半信半疑，问为什么别人没有，我为什么这样明显？通过示意图可以清楚地看到，剑突是胸骨下端部分。每个人剑突的长短可以不同。大多数人都可以摸到这一结构。不过有的人剑突比较短，不仔细摸，几乎发现不了。有的人比较长，很容易就能摸到。相似的例子还有把脊柱或者腹主动脉当成肿瘤来医院就诊。有些人把肠道内积存的干硬粪便当成肿瘤。这些医生一般都能容易地区别开来。对于普通人来说，可能比较困难。所以，发现包块还是应该到医院就诊，这样就更加安全一些。

黄疸

眼睛或者皮肤发黄一定要去看医生吗

眼睛的巩膜和皮肤颜色发黄在医学上称为黄疸，这是提示有疾病的重要信号。多数人都以为黄疸是肝炎，其实还有相当一部分是外科疾病。造成黄疸的外科疾病常见的有，胆结石、胆管癌、胰腺癌、胆管狭窄。这些疾病压迫或者阻塞胆管，使得胆管内的黄色的胆汁不能够顺畅地进入肠道，憋在胆管内，最终全身发黄。黄疸除了损害肝脏，破坏肝脏的功能外，还影响肾脏、心脏、肺，以及凝血功能。对人体危害极大。耽误的时间越长，后果就越严重。所以发现黄疸需要

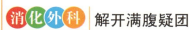

及早到医院就诊。

皮肤与黏膜变黄了怎么办

皮肤与黏膜变黄，在临床上称作黄疸，是因为血液中胆红素浓度增高，导致巩膜、黏膜、皮肤及体液发生黄染的现象。当然，胆红素的代谢过程很复杂。胆红素来自于血液中红细胞的重要成分血红蛋白的代谢。当红细胞衰老后，血红蛋白在人体内经过一系列代谢过程，最终形成胆红素到达肝脏。这些胆红素称之为间接胆红素，而到达肝脏进一步代谢形成的胆红素，称作直接胆红素。然后，胆红素通过肝脏分泌胆汁排泄到胆道，经过肠道，随粪便排出体外，这就是粪便呈现黄色的原因。

以上就是胆红素代谢的大致过程，而代谢过程中的任何环节出现问题都会出现黄疸，黄疸按形成原因，

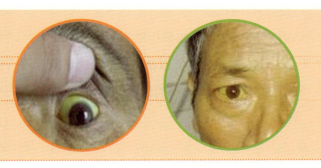

什么时候应该去看消化外科

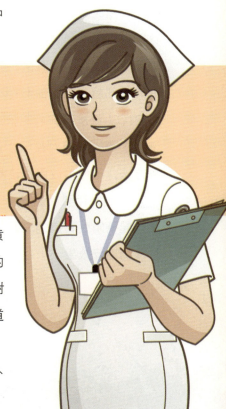

大致分成溶血性黄疸、肝细胞性黄疸、胆汁淤积性黄疸以及先天性非溶血性黄疸，而与消化道肿瘤相关的就是其中的胆汁淤积性黄疸，胆红素由肝脏最终代谢完成，并通过胆道经过十二指肠排出，那么这些通道所发生的肿瘤，或者其他部位的肿瘤挤压了这些通道，均可引起黄疸，比如肝癌、肝内胆管癌、胆囊癌、胰头癌、壶腹癌、十二指肠癌等均可引起黄疸，而如果结肠癌、

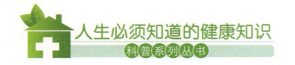

胃癌等肿瘤不断长大并压迫胆道，同样可以引起黄疸。所以综上所述，皮肤黏膜黄染是由于疾病引起的，而引起黄疸的原因有很多，但是不管哪种疾病，均需要马上到医院就诊，即使除了皮肤黏膜黄染没有任何其他不适表现，也要马上就诊，以做到早期诊断，早期治疗，从而取得较好的治疗效果。

梗阻性黄疸需要做哪些检查

对消化道肿瘤来说，关系最为密切的就是梗阻性黄疸。梗阻性黄疸，简单地说就是胆道被堵住，胆汁不能排入肠管。造成梗阻性黄疸的原因有很多，一个黄疸的患者到医院就诊，首先要明确血胆红素是以直接胆红素为主还是以间接胆红素为主，典型的梗阻性黄疸应该以直接胆红素为主。但是如果是肝癌，或者梗阻性黄疸时间较长，肝脏本身的功能有较大的破坏，则可能出现直接胆红素与间接胆红素均明显升高的情况，然后通过肿瘤标志物的检查，对引起梗阻性黄疸的原因做出指导性的意义，然后进行影像学检查，对胆汁排出通道进行检查。常用的有腹部超声，腹部 CT 以及 MRI，MRCP 等。如果仍然不能确定诊断，可以进行 PTC（经皮肝穿刺胆管造影），静脉法胆管造影以及 ERCP（内镜逆行胰胆管造影）等，从而对梗阻性黄疸发生的部位做出明确的诊断，而 PTC 及 ERCP 两种方法，不但可以用作诊断，甚至可以做减黄治疗，为后续治疗进行准备。

鉴别梗阻性黄疸是一个逐步推进的诊断过程，通过一步步的检查，最后找到引起梗阻性黄疸的原因，并做出诊断，从而使后续的治疗更有针对性，并取得最佳的治疗效果。

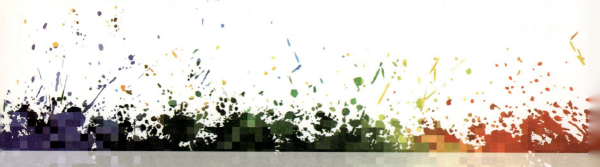

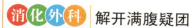

哪些病需要
找腹部外科医生

什么时候应该
去看消化外科

腹部外伤

发现腹部外伤应该怎样抢救

如果在事发现场发现有人腹部外伤，需要遵守四项原则：简单止血，适当包扎，伤部制动，及时后送。初步止血是指用手压迫出血部位止血或者用干净的布压在出血处止血。适当包扎是指，有些患者腹部有伤口，内脏已经脱出，此时简单包扎即可，如果有碗之类的物品，可以用碗扣住脱出内脏，马上送医院。伤部制动是指受伤处不宜搬动，特别是有些伴有脊柱损伤者，更要小心平抬上担架，以免加重损伤。及时后送是指尽快送往医院治疗。

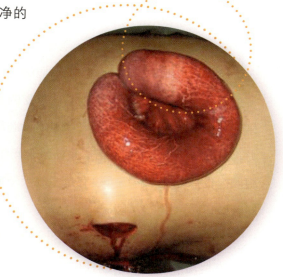

肝破裂都需要手术吗

肝破裂的治疗每个人不太一样，大部分患者需要手术治疗，因为肝破裂容

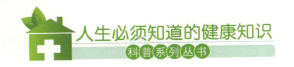
易导致大量出血及胆漏，这都需要急诊手术。也有一部分患者，肝脏破裂不太严重，或者出血已经停止，也可以考虑非手术治疗，比如使用止血药、输血，但是如果病情加重，随时需要手术。

脾破裂都需要切除脾脏吗

脾破裂不一定都需要行脾切除术，要根据脾破裂的情况决定。如果仅仅是脾表面小的裂伤，通过修补也可以。如果裂伤比较严重，可以行脾部分切除术，或者行脾切除术。如果为年轻人或者小孩，最好保留副脾或者做脾种植。

刀子刺穿腹壁，需要开腹手术吗

刀子刺穿腹壁，如果有肠管或者内脏从伤口脱出，是需要开腹手术检查内脏，并且还纳内脏，然后缝合腹壁。如果没有内脏脱出，一般来说，还是开腹手术安全一些。因为，刀子刺穿腹壁后，不太好判断是否有内脏的损伤，比如肠管或者肝脏等，如果简单地关闭伤口，极有可能耽误诊断和治疗，造成严重后果。

结肠破裂后为什么要造瘘？什么时候能够还纳

结肠是用来储存粪便的，有很多的细菌。结肠破裂后，往往有大量粪便流入腹腔，造成严重的感染，引发明显的炎症。此时，如果缝合结肠破口，破口大多愈合困难，极易出现肠瘘，造成严重的后果，所以医生常常将破裂的结肠提出体外，实施结肠造瘘。等到 6 个月后，腹腔内的炎症消退，恢复了正常的愈合能力，再重新将肠管放回腹腔，重新缝合肠管。也有例外，如果结肠破裂时间很短，腹腔内炎症轻微，结肠内没有过多的大便等，也可以不用做结肠造瘘，直接缝合肠管破口即可。

小肠破裂为什么要切除肠管？切除肠管对人体影响大吗

有些腹腔外伤，小肠损伤非常严重，多处破裂、挫伤，这时需要做小肠部分切除。小肠部分切除一般对身体没有明显影响。这是因为，大多数的小肠切除只是截取一小段肠管。我们人体正常有 4 ～ 6 米长的小肠。只有切除 75% 以上的小肠，或者剩余小肠不足 1 米，才会出现营养吸收的严重问题，被称为短肠综合征。

什么是复合伤与多发伤

复合伤是指两种或者两种以上的致伤原因引起的损伤，典型的例子如，烧伤伴有核辐射伤。这些患者一般来说损伤比较严重。

多发伤是指同一致伤原因引发的多个部位的外伤，比如车祸引起的头颅外伤，同时还有腹部损伤。当遇到有人受伤后，一定要注意有没有多发伤，有没有更为严重和致命的损伤，比如大出血、窒息、脊髓损伤、头颅损伤，以免耽误治疗。

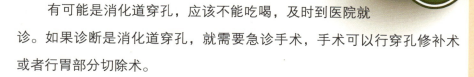

胃肠穿孔

什么是胃肠穿孔

我的老乡原来有胃溃疡，没有治疗过，今天吃晚饭后突然出现肚子剧烈疼痛，需要手术吗？

有可能是消化道穿孔，应该不能吃喝，及时到医院就诊。如果诊断是消化道穿孔，就需要急诊手术，手术可以行穿孔修补术或者行胃部分切除术。

胃穿孔手术后需要检查胃镜吗

有位患者因为胃穿孔做了修补手术。当时医生嘱咐他手术后 2 个月需要做胃镜，明确穿孔病因。但是出院后，这位患者感觉完全好了，不在意，没有去做胃镜，也没有做有关的药物治疗。一年后，又发生了穿孔，来医院再次手术修补。如果这个患者第一次手术后及时做胃镜检查，明确病因，及时做好治疗，就可能不至于再次发生穿孔，再次手术。这是一个活生生的教训。

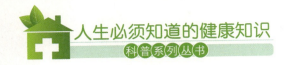
十二指肠溃疡会穿孔吗？需要手术治疗吗

十二指肠溃疡如果不正规治疗，有可能穿孔，会危及生命。如果穿孔了，就需要急诊手术。手术根据术中情况决定手术方式，行十二指肠修补术或胃窦部切除术加高选择性迷走神经切断术。

为什么胃溃疡和十二指肠溃疡病容易穿孔

胃溃疡和十二指肠溃疡，是由于胃酸过多引起的。胃酸腐蚀胃壁和肠壁，使得此处形成了薄弱区，如果胃酸进一步腐蚀，或者胃肠道内压力升高，比如饱食、暴饮，就会造成穿孔。所以，一旦发现有胃十二指肠溃疡，需要立即药物治疗，及早修复溃疡面，同时要注意饮食，不可过饱或者过饥，避免进一步穿孔。

小肠穿孔如何治疗

小肠穿孔一般比较少见，根据情况可以行穿孔修补或者小肠部分切除术。

阑尾炎

什么是阑尾

先来看看什么是阑尾吧。阑尾是位于盲肠末端的一个细管状器官，长度平均 5 ～ 10 厘米，直径 0.5 ～ 0.7 厘米，上端开口于盲肠，末端为盲端，多位于右下腹部。由于盲肠在腹腔内的位置变动很大，所以阑尾的位置变动也很大。阑尾根部在体表的投影，一般在右髂前上棘到脐连线的外 1/3 处，此处称阑尾点，医学上叫麦氏点。阑尾炎时，此处常有明显压痛。

什么是急性阑尾炎

阑尾炎，顾名思义就是阑尾发炎了，非常多见，占到了右下腹疼痛的半数以上，任何年龄、性别都可以得病。如果治疗不及时或治疗不当可发生腹膜炎，甚至有生命危险。

急性阑尾炎是由于各种原因引起的阑尾急性化脓性感染。其主要原因可能

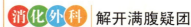
是阑尾空腔梗阻（堵塞），阑尾腔内有许多细菌，发生梗阻后容易引起发炎，产生坏死、感染而发病。阑尾空腔梗阻的原因大约有三类，首先阑尾腔内有了异物，如粪块、蛔虫、小果核。其次，阑尾壁变得狭窄了，比如患者以前患过急性阑尾炎，没有手术切除，用药治愈后，阑尾壁组织形成瘢痕，使阑尾壁变薄变硬，也同时减弱阑尾的蠕动功能。最后，各种慢性炎症使得阑尾壁上的淋巴组织肿大，或阑尾部位肿瘤等，使得阑尾部位受到外来的压迫，也可以导致梗阻。梗阻和感染是阑尾炎发生的两个主要病因，而梗阻是诱发急性阑尾炎的基本原因。

什么时候应该去看消化外科

急性阑尾炎还有很多类型吗

急性阑尾炎包括急性单纯性阑尾炎、急性化脓性阑尾炎、坏疽性阑尾炎、阑尾脓肿和特殊类型的阑尾炎。

分类主要依据炎症侵犯的深度与广度。比如说急性单纯性阑尾炎，阑尾的炎症比较轻微和局限，表面看阑尾外观有些轻度的水肿充血，表面失去正常的颜

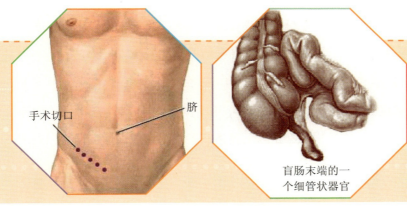

手术切口　　　脐

盲肠末端的一个细管状器官

色。患者的临床症状比较轻微，如果可以及时处理，阑尾可以恢复正常，没有瘢痕形成。

急性化脓性阑尾炎呢，阑尾肿胀就明显一些，表面充血，有脓性分泌物，有的还会和周围的大网膜粘连形成部分或全部包裹。患者的临床症状较重，阑尾组织已经有不同程度的损伤，即使用药物治疗好炎症，阑尾也会遗留瘢痕，使管

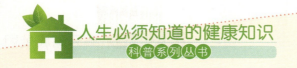

腔狭窄，这样会导致炎症反复发作。

坏疽性阑尾炎是最严重的。阑尾的管壁已经发生了坏死，整个或者部分呈暗紫色或者黑色，随着腔内压力的升高，有可能出现阑尾根部或近端穿孔。穿孔后，炎症蔓延到整个腹腔，可以引起腹膜炎，危及患者生命。

阑尾脓肿是指阑尾穿孔后形成的阑尾周围脓肿，由于炎症没有扩散，可以没有发热的表现。

特殊类型的阑尾炎，包括老年阑尾炎、儿童阑尾炎、妊娠阑尾炎。这类阑尾炎容易误诊，容易发生穿孔。老年人对疼痛反应迟钝，体质较弱，腹壁肌肉萎缩，临床表现往往较轻微，但实际上阑尾的症状却很重，因此容易延误诊断与治疗。一旦诊断应该立即手术。妊娠期急性阑尾炎，妊娠前6个月，腹痛还位于右下腹，到妊娠后3个月，由于子宫增大明显，盲肠和阑尾被增大的子宫推到右上腹部，疼痛的位置也随之上移，所以疼痛和检查的表现不典型。儿童阑尾炎，由于小儿多不能配合说出准确的疼痛位置，病史采集起来比较困难，右下腹疼痛又不明显，病情又往往发展比较快，穿孔的几率比较高。

和阑尾炎表现相似的疾病主要有哪些

和阑尾炎表现相似的疾病很多，包括内科、外科、妇科、儿科等的疾病，由于病因复杂，临床表现都是右下腹疼痛，极易造成误诊、误治，处理不当将导致严重后果。

一般来说，外科疾病出现右下腹疼痛的主要原因有两种，其一为腹腔脏器的炎症，这种疼痛一般表现为持续性疼痛，如急性阑尾炎、局限性腹膜炎、子宫附件炎、肠系膜淋巴结炎（病毒、细菌感染）、急性局限性肠炎等。二是由于空腔脏器扭转或阻塞，影响其排空或内含物通过障碍，则导致平滑肌痉挛性的收缩，这种疼痛一般为阵发性绞痛，如右输尿管结石、腹股沟嵌性疝、阑尾炎石梗阻盲肠扭转和右睾丸扭转等。

内科疾病也有导致右下腹疼痛，如大叶性肺炎引起膈胸膜炎时。儿童患上呼吸道感染，常常因为回肠末端的淋巴结最丰富（在儿童有"肠道扁桃体"之称），发生回肠末端的急性肠系膜淋巴结炎，也可导致右下腹疼痛。这些疼痛都是其他疾病引起的。所以，患者会先表现出原来疾病的特征，之后才会出现腹痛的特征。

对于女性来说，出现右下腹疼痛，还应该了解月经和婚否情况。还有些女性特有疾病，如右侧黄体破裂，右侧异位妊娠，右侧附件炎，子宫肌瘤变性，右侧卵巢囊肿破裂或扭转都可以导致右下腹部疼痛。

在临床诊断中，要详尽地询问病史，女性患者的月经史和婚姻史，系统的检查和全面的分析，再配合必要的实验室检查，如血、尿、粪常规检查，X线胸、腹部透视，腹部B超检查等，就不难对右下腹疼痛的疾病得出正确的诊断。

什么时候应该去看消化外科

急性阑尾炎一般有哪些表现

急性阑尾炎的临床表现主要有三点：腹痛，恶心呕吐，右下腹压痛。下面分别说明。

典型的急性阑尾炎的腹痛是转移性右下腹痛。开始时往往是上腹痛，或是肚脐周围痛，一段时间后腹痛转移到右下（有人可没有转移病的过程，发病开始即出现右下腹痛），此后疼痛点就固定在这一部位。各人阑尾位置不尽相同，疼痛点也会稍有差异。腹痛转移的时间也不同，快的2～3小时，慢的1天或更长时间。医生用手按右下腹时，即感觉疼痛。按下后突然抬手，亦有尖锐的疼痛感，医学上叫着"反跳痛"。阑尾穿孔后全腹腔都有炎症时，全腹都有压痛、反跳痛，阑尾部疼痛最明显。疼痛的部位同时会感觉到腹部肌肉紧张。

由于阑尾受到炎症刺激，肠管活动增强，经常引起胃肠道反应而出现恶心呕吐，多在腹痛数小时后呕吐1次，但不会出现频繁呕吐。

腹痛早期不会发烧，在炎症加重时会开始出现体温升高，炎症越重则发热越严重。

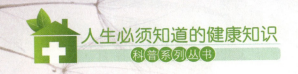

拨云见日，医生怎么诊断阑尾炎

医生要准确地诊断出阑尾炎首先要依靠患者提供准确的发病情况，包括出现腹痛之前是不是有剧烈活动，什么时间开始出现腹痛，腹痛最先出现的部位，腹痛持续的时间，疼痛的性质（间断性疼痛还是持续性疼痛），有没有发热或者恶心呕吐等。

下面，医生就会对患者测量体温，进行腹部检查，血液检查和 B 超检查。病情轻微的时候，体温不一定会升高，严重时体温升高大于 38.0℃。腹部检查时，在右下腹阑尾区，出现按压疼痛，临床称之为"压痛"，突然抬起手时，亦会感到疼痛，临床上称之为"反跳痛"。早期仅在阑尾部位出现压痛及反跳痛，若出现阑尾穿孔，则全部腹部都会出现压痛及反跳痛。在血液检查中，会发现白血球升高，也从侧面证实了炎症的发生。B 超检查早期仅能看到阑尾水肿，阑尾周围有少量因为炎症引起的渗出液。晚期穿孔后在周围能看到大量积液，或者和周围组织包裹粘连的包块。

总之，阑尾炎的确诊要从患者的发病情况，临床检查的结果和实验室检查的结果综合考虑。

老年人阑尾炎有什么特点

随着我国人口的老龄化，60 岁以上老年人急性阑尾炎的发病数有所增加。老年人常患有各种各样的心脑血管疾病，如冠心病。急性阑尾炎的病死率较高，而且随年龄的增高而增高。老年人体质较弱，抵抗力低，阑尾壁薄，血管硬化，大约 1/3 的患者就诊

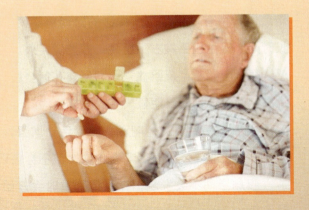

时阑尾已穿孔。另外，老年人，对疼痛反应迟钝，腹部压痛不明显，临床表现不典型，腹壁肌肉萎缩，即使阑尾炎已穿孔，腹部压痛也不明显。老年人急性阑尾炎，临床表现往往较轻微，但实际上阑尾的症状却很重，因此容易延误诊断与治疗。一旦诊断应该立即手术。

怀孕的妈妈得了阑尾炎该怎么办

怀孕妈妈得了急性阑尾炎是一件比较麻烦的事情。妊娠前 6 个月，子宫并不是很大，阑尾的位置也没有变化，因此怀孕妈妈出现的症状也与普通急性阑尾炎症状基本一样。而怀孕的后期，怀孕的妈妈发现阑尾炎却不是一件容易的事情。到妊娠后 3 个月，由于子宫增大明显，盲肠和阑尾被增大的子宫推到右上腹部，疼痛的位置也随之上移，变成右上腹疼痛或右季肋部疼痛。

什么时候应该去看消化外科

怀孕妈妈一旦得了急性阑尾炎，首先不要紧张，要第一时间去医院就诊。症状比较重的妈妈，在去医院的路上，要注意不要劳累，选择平卧或者左侧卧位躺下，保持平稳呼吸，请亲戚或朋友帮忙把自己送到医院。若怀孕妈妈单独在家，可以拨打 120 求救。来到医院后，可能要做相关检查，所以有家人陪在身边，会对准妈妈们的心里给予莫大的安慰。其实怀孕后即使得了急性阑尾炎，也不一定要手术治疗的，要根据阑尾炎的症状轻重，来选择治疗方案。因此，准妈妈千万不要太担心，保持良好的心态，及时去医院治疗就是最好的选择。

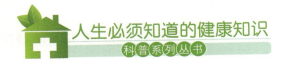
我有慢性阑尾炎，最近经常出现右下腹疼痛，需要手术治疗吗

慢性阑尾炎急性发作，建议及早手术治疗，因为阑尾炎急性发作后有可能化脓穿孔，导致弥漫性腹膜炎使病情加重，而且阑尾炎反复发作，阑尾与周围粘连加重，所以建议及时手术治疗。

慢性阑尾炎，还需要检查肠镜吗

慢性阑尾炎，有时是需要检查肠镜的。有位患者，自称是慢性阑尾炎，医生检查后发现有些表现不像慢性阑尾炎，建议做结肠镜检查。开始患者不同意，认为是小题大做，经过反复解释后终于接受。结肠镜检查的结果是盲肠息肉，有恶变倾向。将盲肠腺瘤切除后，患者恢复良好。如果当初没有做结肠镜检查，做了阑尾切除，就可能遗留下盲肠腺瘤这个后患。所以，对不典型的所谓慢性阑尾炎的患者，还需要做细致检查，有时甚至是结肠镜，以免漏诊。

女性腹痛，为什么一定要检查子宫和卵巢

女性由于生理情况不同于男性，腹痛的时候，需要检查卵巢和子宫除外其他疾病。腹痛的原因很多，其中女性的子宫和卵巢就是经常造成腹痛的原因，而且表现和阑尾炎极为相似。所以，下腹痛的女性患者需要常规检查子宫和卵巢，明确有无宫外孕、盆腔炎、卵巢囊肿、黄体破裂等疾病。

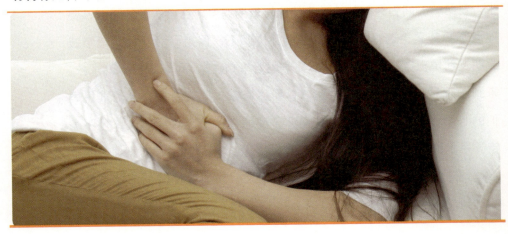

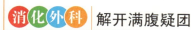

腹壁疝

为什么会得腹股沟疝这种病

腹股沟疝可以说是人类进化过程带来的疾病，和人类直立行走有关系。腹股沟区位于腹部和大腿交接处。在男性，这里有精索从腹腔内穿过腹壁进入睾丸；在女性，有子宫圆韧带从腹腔内穿出腹壁。所以，这里就是天然的薄弱区。再加上人类直立，腹腔内的压力集中于此处，长此以往，就使得此处鼓出形成疝。

什么时候应该
去看消化外科

"气蛋"就是腹股沟疝吗

有时，可以听到老百姓说邻家的小孩子有"气蛋"，其实就是腹股沟疝。由于大多数疝里面是肠管，挤捏疝的时候，肠管内的气体随着肠管一起回到腹腔，所以就被误认为出来的是气体，称其"气蛋"。可见，老百姓的观察还是很仔细的。

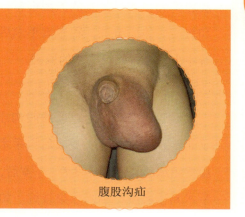

腹股沟疝

女性为什么也会患腹股沟疝

腹股沟疝男性多见，但是也有少数女性，甚至年轻的女性也会得这个病。虽然女性没有精索和输精管，但是有类似的女性特有的子宫圆韧带。这样，在腹股沟区和男性一样，也有薄弱区，所以照样会发生腹股沟疝。女性，一旦发现腹股沟区有可以还纳入腹腔的包块，要注意可能是疝，需要到医院就诊。

腹股沟疝不手术行吗

腹股沟疝是腹壁有一孔洞，腹腔内的肠管等内脏从此处鼓出。这个洞几乎是不能自愈的，而且，随着时间的延长，在腹内压力的作用下，洞会越来越大。所以，发现疝后，应及早手术修复，以免洞口太大，影响手术效果，增加复发机会。

腹股沟疝影响生育吗

腹股沟疝由于经常有内脏进入腹股沟管,这样就有可能压迫精索的血管,造成睾丸缺血,所以从理论上讲,腹股沟疝有可能影响生育。所以,发现腹股沟疝应该及早手术治疗。

腹股沟疝手术后为什么会复发

虽然腹股沟疝的手术已经很成熟,但是依然有3%的患者手术后复发。腹股沟疝手术后复发的原因很多,也很复杂。可能和手术医生的技巧有关,和患者的体质有关,和患者手术后腹压高有关,和手术后伤口感染有关。也有不少患者,没有明显的原因。

小孩腹股沟疝手术最好的年龄是多少

理论上讲,一旦诊断腹股沟疝,就应该及早手术,但是如果小孩年龄小于1岁,最好等到1岁以后再手术。这主要是考虑到年龄小,小孩体质弱,腹壁组织脆,手术难度大。1岁后,小孩发育相对成熟,手术耐受性提高了,手术易于实施,手术效果较好。如果在3～5岁手术就更好了。但是手术年龄太晚也不好,一方面疝越来越重,另一方面,小孩容易受到其他小孩的取笑,产生心理问题。所以应在学前完成手术。

疝带能治疗疝吗

疝带是一种用来治疗疝的器材。但是疝带不能治好疝,最多只能减轻症状。如果患者情况不好,不适于手术,或者切口疝早期,或者做手术前准备,才考虑使用疝带。疝带使用不当可能会引起严重问题,比如压迫肠管造成肠管坏死。

小儿疝气用疝带好吗

对于小孩子疝气,许多家长害怕越长越大,就用疝带压住。就诊时经常问大夫,这样做好吗?理论上讲是可以的,但是,由于小孩子不能清楚表达,也不能很好配合,使用疝带是有危险的。主要危险是压迫肠管造成损伤。小孩的疝气，里面大多是肠管，孩子哭闹时肠管就会突入疝内。这时如果有疝带压在上面，就可能会造成肠管的损伤。所以我们不建议小孩子用疝带。那么，小孩有疝气后该怎么办？通常，只要疝不发生嵌顿，或者不被卡住，不用担心，不会有问题。如果被卡住，就需要到医院治疗。小孩子有疝气后，最好在一岁以后就到医院手术。大多数孩子是不会自愈的。不及时手术，可能会发生嵌顿，危及生命。手术不大，效果很好。

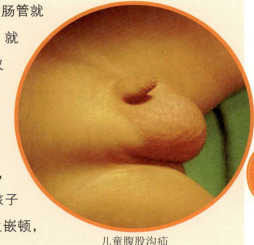

儿童腹股沟疝

什么时候应该
去看消化外科

切口疝是什么表现

切口疝是指腹部手术后，切口深层裂开，内脏将腹壁鼓出，形成一包块，躺下时，包块消失，站立时，包块出现，用手摁压，包块可以还纳回腹腔。切口疝常常有切口裂开或者切口感染的病史。手术后，如果切口鼓起，用手可以挤压回腹腔，就要小心切口疝的可能性，需要到医院就诊。

切口疝必须手术吗

切口疝是手术比较少见的并发症。一旦出现切口疝，往往会越来越明显，腹壁缺损越来越严重。所以，早期手术修补是最佳的治疗方案。

切口疝一定要用补片修补吗

切口疝往往都比较大，病史时间比较长，患者年龄也高，不少人还有肥胖，以往都是强行缝合，或者用自己身体的组织覆盖，但是效果大多不好，容易复发。补片的出现，是切口疝患者的福音，它在切口疝的应用，大大提高了切口疝修补的成功率，目前是切口疝最好的修复材料，是手术的首选。

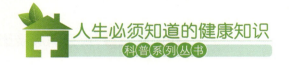

肠梗阻

肠梗阻知多少

肠梗阻是临床上最常见的外科急腹症之一，通俗地讲，肠内容物不能顺利通过肠道，即称为肠梗阻。肠梗阻的病因和类型众多，除了引起肠管形态和功能改变外，还能继发体液和电解质的丢失，严重时肠壁循环障碍、坏死和继发感染，最后可致毒血症休克、死亡。

根据梗阻发生的原因分类：

（1）机械性肠梗阻：多见于①腹腔内粘连带压迫，肿瘤和其他腹腔内肿块使管腔受压。②肠套叠、肠扭转或先天性肠道闭锁等。③粪块、结石或异物堵塞肠腔。

（2）动力性肠梗阻：因神经抑制或毒素作用使肠蠕动丧失或肠管痉挛，使肠内容物的运行停止，但无器质性肠腔狭窄，分为麻痹性与痉挛性两种，麻痹性肠梗阻较为多见，多发生在急性腹膜炎、腹部大手术后的患者。

（3）血运性肠梗阻：少见，是由于肠系膜血管栓塞或血栓形成，使肠管血运发生障碍而失去动力。目前，随着人口老龄化进程加快，动脉硬化等发病率增高，血运性肠梗阻已逐渐增多。

（4）原因不明的假性肠梗阻。

根据肠壁有无血运障碍分类：

（1）单纯性肠梗阻：仅有内容物通过受阻，而肠管并无血运障碍。

（2）绞窄性肠梗阻：可因肠系膜血管血栓形成、栓塞或受压而使相应肠段发生急性缺血；或单纯性梗阻时因肠管高度膨胀，肠管小血管受压，而导致肠壁发生血运障碍。

根据梗阻的部位分类：①高位小肠梗阻—空肠梗阻。②低位小肠梗阻—回肠梗阻。③结肠、直肠梗阻。

根据梗阻程度分类：分为完全性和不完全性肠梗阻。

肠梗阻的临床表现有哪些

肠梗阻的主要临床表现是腹痛、呕吐、腹胀，无大便和无肛门排气。这些症状的出现和梗阻发生的急缓、部位的高低、肠腔堵塞的程度有密切关系。

（1）腹痛：一般为阵发性剧烈绞痛，这类疼痛的特点为：①波浪式的由轻而重，然后又减轻，经过一平静期而再次发作。②腹痛发作时可感有气体下降，到某一部位时突然停止，此时腹痛最为剧烈，然后有暂时缓解。③腹痛时可听到肠鸣音亢进，有时患者甚至自己可以听到。④结肠梗阻除非有绞窄，腹痛不如小肠梗阻时明显，一般为胀痛。

（2）呕吐：呕吐在梗阻后很快即可发生，呕吐物为食物或胃液。如为低位小肠梗阻，可吐出带臭味的粪样物。如为绞窄性梗阻，呕吐物可呈棕褐色或血性。结肠梗阻时呕吐少见。

（3）腹胀：腹胀一般在梗阻发生一段时间以后开始出现。腹胀程度与梗阻部位有关，高位小肠梗阻时腹胀不明显，低位梗阻则表现为全腹膨胀。

（4）排便排气停止：在完全性梗阻发生后排便排气即停止。在早期由于肠蠕动增加，梗阻以下部位残留的气体和粪便仍可排出，所以早期少量的排气排便不能排除肠梗阻的诊断。在某些绞窄性肠梗阻如肠套叠、肠系膜血管栓塞或血栓形成，可自肛门排出血性液体或果酱样便。

什么时候应该去看消化外科

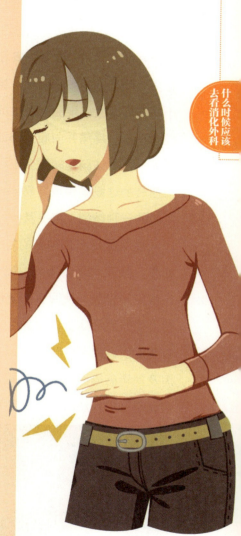

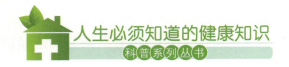
肠扭转及肠套叠是可能导致肠梗阻的特殊病因吗

所谓肠扭转，顾名思义，就是某一段肠管沿一个固定点旋转而引起。常因先天性肠系膜过长、小肠旋转异常或后天性肠粘连所导致。肠扭转可见于从新生儿到老年的不同年龄。各肠段均可能发生扭转，但以小肠和乙状结肠为多。小肠扭转好发于 20 ～ 40 岁的青壮年，而乙状结肠扭转则好发于 40 ～ 70 岁的中老年，且男性的发病率高于女性。饱餐后体力劳动或剧烈运动常是肠扭转的诱发因素。小肠扭转时会出现突然发生的腹部绞痛，多位于脐周围，常因疼痛难忍而在床上翻滚不安。疼痛并向腰背部放射，伴呕吐，患者面色苍白，脉搏细弱，甚至发生休克。乙状结肠扭转时多出现腹部阵发性绞痛，有明显腹胀，呕吐并不明显。因为扭转的这段肠管很容易因血循环中断而坏死，所以肠扭转是机械性肠梗阻中很危险的一种类型，需要及时到医院就诊。

肠套叠是小儿常见的急腹症之一，多见于 4 ～ 10 个月的婴儿。随着年龄的增长，发病率逐渐降低。95% 患儿肠套叠为原发性的，可能因婴儿回盲部系膜是固定不完善，使回盲部游动过大而引起。5% 的患儿为继发性肠套叠，由于肠壁上的器质性病变，如美克尔憩室、肠息肉、肿瘤等，牵引肠壁而引起肠套叠。有些促发因素可导致肠蠕动的节律发生失常，从而诱发肠套叠，如饮食改变、腹泻及病毒感染等均与之有关。当孩子出现阵发性腹痛、呕吐、果酱样大便、腹部可见腊肠样包块时，您一定要提高警惕，及时带孩子去医院就诊。

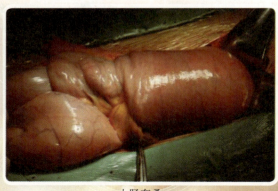

小肠套叠

疝气也会引起肠梗阻吗

疝，俗称"疝气"，男性中多发，其患病率男性是女性的 15 倍，且以老人和儿童居多。儿童患疝后症状比较明显，比如说阴囊增大，而且手推会听到咕噜咕噜的声音，其实掉入阴囊的是腹

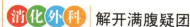

腔内的肠管，而肠管里有气体及肠内容物，早期的人们认为里面有气体，所以就有了"疝气"的叫法。所谓疝，其实是腹壁上有了缺损，腹腔里的一些脏器通过这个缺损进入其他的位置。疝的种类很多，包括腹股沟疝、股疝、脐疝、半月线疝、腹壁切口疝、食管裂孔疝等。疝在老年人群中的发病率也很高，如果肠管反复由这个缺损处出来进去，时间长了局部就会形成粘连，活动久了会出现局部的疼痛，若掉出来的肠子卡在这个缺损里，还会引起肠梗阻，甚至造成肠管缺血，严重时甚至会出现较窄性肠梗阻而危及生命。平时生活中，如果出现直立或用力时下腹部出现包块，而平躺或用手回送时包块可以自己消失，就可能是患了疝，需要到医院就诊。腹股沟处的疝一般比较容易诊断，主要靠临床症状，像患者腹壁出现包块，平躺时消失，用手推包块也会消失等症状时，另外检查也可以判断疝的性质，看看是斜疝还是直疝，但也有少部分患者有症状但身体没出现包块，这种情况下进行临床的直观诊断比较困难，这时就应该通过 CT、B 超等方法进行检查。

肠梗阻需要手术治疗吗

肠梗阻根据致病的原因不同，治疗方式也有不同，如果肠管血运出现障碍就需要急诊手术，所以判断肠管血运是否有障碍就至关重要，当然这是医生的工作。

发生肠梗阻后如何治疗呢

正常肠壁具有蠕动能力，能将肠腔内容物自动地向结肠和肛门方向运送，而不受主观意志的控制。肠梗阻指的是肠腔内容物运行受阻的病理状态，可以是肠壁缺血坏死、自主神经功能失常等导致的蠕动能力发生障碍所致，但更多的是肠管功能正常，由于机械性通行障碍所致，称为机械性肠梗阻。机械性肠梗阻可分为肠腔内容物的堵塞，肠壁新生物致肠腔狭窄或是肠腔外的压迫三种情形。肠梗阻一旦发生后，梗阻近端即靠近口腔侧的肠道，由于内容物的积聚，就会导致肠管扩张。肠内容物停止运行后，原来在蠕动时处于充分混合的状态，肠内容物就会发生静置时的气液分离，这些气体主要来源于吞咽下的气体和肠道细菌产气。

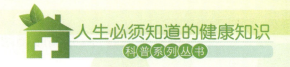
由于肠袢是盘曲在腹腔的，所以气液界面在站立位时是分段的不相连的。站立位腹部X线检查发现有肠管扩张、阶梯状的气液平面，就成为机械性肠梗阻最常用的诊断依据。

机械性肠梗阻发生时，机体会代偿性强化肠壁的蠕动，以期克服阻力，恢复肠腔的通畅。这时肠腔内的压力增高，肠壁的张力增大都会让患者感到腹痛，并且常有阵发性发作或加重的特点。各种消化液仍旧会进入梗阻近端的肠腔，而扩张的肠壁血管里也会有更多的液体渗到肠腔，这些不断积聚的气液会使患者肠管扩张的程度和范围越来越大，恶心、呕吐因而是患者常见症状。肠管扩张积液必然导致腹胀，对全身的呼吸循环功能产生不利影响。高度的腹胀将使呼吸不畅，下半身血液循环受限。

梗阻远端的肠管尽管肠蠕动功能正常，但肠腔空虚无物，患者也就没有肛门排气排便现象。这就是肠梗阻四大症状"痛、吐、胀、闭"的发生机制。肠梗阻时由于大量体液都积聚在梗阻扩张的肠管近端，不能被吸收，并伴有细菌的菌群失常、过度繁殖，患者常常出现显著的缺水、电解质紊乱、甚至低血容量、休克。梗阻近端肠壁受压扩张，局部血液循环受阻，不仅肠壁的通透性加大，容易造成毒素吸收，严重时就会发生肠壁的坏死穿孔。这时单纯性的肠梗阻就转化成绞窄性肠梗阻，患者常有严重的感染中毒表现，生命处于危急状态。

肠梗阻诊断明确后，首先就是限制消化道的摄入，禁食禁饮。甚至还要胃肠减压，从鼻腔插入胃肠减压管，进入梗阻近端的肠腔或胃腔，将积存的气液吸除，减轻腹胀对呼吸循环的不利影响。静脉输注葡萄糖和

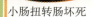
小肠扭转肠坏死

电解质液，不仅要满足因不能口服的生理需要量，而且还要尽可能地纠正已发生脱水、低血容量。根据患者的具体状况预防性地使用抗生素、解痉药物缓解腹痛症状，少量液体灌肠刺激肠蠕动，口服液体石蜡油或香油或中药促进肠蠕动等。通过这些努力，期待肠管能自行恢复其通畅性。同时严密监视病情，在梗阻原因无法自行缓解或长时间梗阻持续不能缓解或有绞窄风险时，及时选择手术治疗。

手术目标是去除梗阻因素，恢复肠道的通畅性。可切断或分离造成肠管压迫的粘连带或粘连片或切除压迫或堵塞肠管的肿瘤，将剩余肠管对接起来。若梗阻病变的肠管无法切除解除梗阻，可在梗阻近端的肠管和远侧肠管之间作沟通的短路吻合手术。

什么时候应该去看消化外科

肠梗阻为什么需要放置胃管

肠梗阻放置胃管的目的是减少胃内容物，减轻肠管压力，这样就能减轻疼痛，还能帮助肠管恢复通畅，是肠梗阻的重要治疗和措施之一。

胆结石

胆囊在身体的什么部位？有什么功能

胆囊，即人们通常所说的"苦胆"。它位于肝脏下面的胆囊床中，形状酷似带蒂的茄子，正常胆囊长 7～10 厘米，宽 3～5 厘米，容积约为 50 毫升。胆囊分为底部、体部、漏斗部和颈部。颈部较细，是胆结石最容易卡住的部位。在颈部有胆囊管和胆总管相连接。

胆管由哪些部分组成的

胆管是由肝胆管、左右肝管、肝总管、胆囊和胆总管所组成的管道系统。通俗地讲，整个胆管系统就像一棵枝叶茂盛的大树，胆总管就是大树的主干，肝总管、左右肝管、肝内胆管就如同这棵大树粗粗细细的树杈，胆囊犹如挂在主干上的一只气球，而胆囊管则是气球的开口。胆汁由肝脏分泌后流入胆囊并暂时储

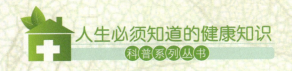
存在胆囊内，进食后在体内激素的调解下，胆囊大幅收缩，经过浓缩的胆汁再由胆囊排出经胆总管进入十二指肠，参与食物尤其是脂肪的消化吸收。

不吃早餐为什么容易患胆囊结石

空腹时胆汁的分泌量明显减少，而胆汁中的胆固醇含量不变，导致胆固醇的饱和度较高。在正常吃早餐的情况下，由于胆囊收缩，使胆固醇随着胆汁排出，同时食物刺激胆汁分泌，造成胆囊内残存的胆汁中的胆固醇饱和度降低，而使结石不易形成。如果不吃早餐，由于空腹时间过长，胆囊处于静止状态，导致胆汁淤积，进一步使胆汁中的胆固醇过饱和而逐渐析出结石。因此，经常不吃早餐的人患胆结石的几率高于正常人。

胆结石是什么样的东西？胆结石的种类有哪些

胆结石是胆管树内形成的凝结物，分为胆囊结石、肝内胆管结石、胆总管结石。结石的大小、数量、成分、颜色和发生部位因人而异。有的小如泥沙，也有的大如蛋黄；结石数量有的仅有一个，有的有十几颗甚至到数百颗；结石外形可呈圆形、椭圆形、立方体形；有的结石质地坚硬，有的松软易碎；结石的颜色有灰白色、淡黄色、深黄色、褐色或黑色；胆结石可以发生在胆管的任何一处。

按结石所在的部位分，可分为胆囊结石和胆管结石；按照结石成分，胆结石分为胆固醇结石、胆色素结石及混合性结石（具有胆固醇和胆色素两种成分），胆囊结石大多是胆固醇结石，胆管结石大多数是胆色素结石。

胆囊结石都需要手术吗

胆囊结石如果没有发生急性炎症不需要急诊手术，但是有可能需要择期手

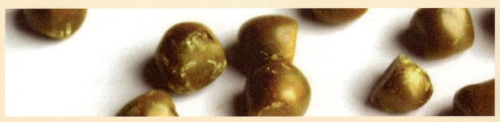

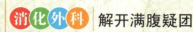

术，因为长期胆囊结石刺激胆囊会并发炎症，还有可能会导致胆囊癌。

什么是复发性结石

胆管的复发性结石是指胆管内的结石经各种医学手段治疗并证实已无残留结石，一段时间后胆管内再生的结石。无论胆囊结石或胆管结石均有复发的可能，这与结石形成的因素仍然存在有关。

充满型胆囊结石需要手术吗

充满型胆囊结石是指胆囊内结石太多，将胆囊塞满。这是胆囊结石的一种特殊类型。有不少患者没有不舒服，只是在体检的时候意外发现的，这些患者需要手术吗？充满型胆囊结石分为两大类，一类有症状，也就是有胆囊炎表现，反复疼痛。还有一类没有症状，称为无症状胆囊结石。这两类患者都应该手术治疗。因为，充满型胆囊结石往往结石大小不等，小的结石有可能随时会掉入胆管造成胆管梗阻或者胰腺炎。另外，充满的结石反复刺激胆囊黏膜，时间长了，增加了胆囊癌的机会。所以，即使是没有症状，也应该手术治疗。

胆囊泥沙样结石需要手术吗

现在随着影像技术的飞速发展，发现了许多胆囊泥沙样结石的患者。所谓泥沙样结石，是指胆囊内有黏稠的类似淤泥的沉淀物，但是和普通的胆囊结石不同。通常胆囊结石是一粒粒的颗粒状物，可大，可小，大多有钙化。而泥沙样结石外观类似淤泥，可以流动。胆囊泥沙样结石还是经常可以看到的。目前对它的治疗方法还有争论。如果没有胆囊炎的症状，通常可以观察，或者服用一些利胆药物。如果反复有胆囊炎表现，还是手术切除胆囊为好。

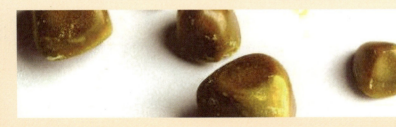

什么时候应该
去看消化外科

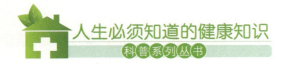

胆结石会遗传吗

目前，胆结石的病因尚未完全明了，有研究表明胆结石的发病率在种族、民族上有很大的差异，通过对患者的家族性胆结石的遗传特点、生活习惯和血糖、血脂等临床指标的分析，比较结石与非结石患者之间的差异，同时分析家庭成员的易感因素，最后证实胆结石是一种具有遗传倾向的多基因疾病的观点。另外，胆石症与肥胖、高脂饮食和血脂异常也有明显的关系，而这些因素都具有遗传背景。

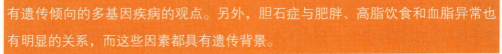

胆囊结石和胆管结石的症状有何不同

由于胆囊结石和胆管结石发生的部位不同，引起的病理改变不同，因此两者的临床表现各有一定的特点，胆囊结石的主要症状为：①上腹部发作性疼痛，类似"胃痛"。②疼痛多为绞痛，伴右肩背部放射痛。③不及时治疗会出现全身感染症状，甚至有弥漫性腹膜炎表现和轻度黄疸，这是胆囊结石继发感染或穿孔的表现。

胆管结石的主要症状：①大多数有胆绞痛、寒战发热和黄疸的发作。这些症状是胆管被结石堵塞、胆汁引流受阻和继发感染的表现。结石还可并发急性梗阻性化脓性胆管炎，除了寒战、发热、腹痛、黄疸、胆囊肿大，还常出现中毒性休克。②少数胆管内结石无明显的腹痛或仅有右上腹不适、消化不良等，突出表现为黄疸，检查时有肝肿大。③有的原发性肝内胆管结石，其主要表现是肝的一部分肿大（病程长时会出现肝叶萎缩），间断可能有胆绞痛、寒战发热、黄疸等发作，为结石进入肝外胆管的表现。这些都需要到医院进行专业的诊察。

胆囊结石会引起黄疸吗

一般情况下，由于解剖位置和生理功能的关系，胆囊结石不会引起黄疸。

但在下列情况下，胆囊结石也有可能引起黄疸。①胆囊内的结石位于胆囊颈部，导致局部肿胀，可压迫胆总管引起黄疸。②胆囊内的结石掉入胆总管导致胆总管梗阻可出现黄疸。

胆囊炎

急性胆囊炎的表现有哪些

不少急性胆囊炎患者在进油腻晚餐后半夜发病。位于右上腹的疼痛通常是急性胆囊炎的首发症状，疼痛常为绞痛，阵发性加剧，可向右肩背放射。常伴发热 、恶心、呕吐，但寒战少见，黄疸轻。医生按压患者右上腹部时，患者通常出现尖锐的疼痛，疼痛发生数小时内，右上腹部肌肉可出现紧张。开始时，患者可仅有轻度发热，随病情发展，发热有可能加重。典型情况下，胆囊炎引起的疼痛在发病2～3天后减轻，1周内完全消失。如不好转，患者则可能有严重的并发症。高热、寒战、白细胞计数明显升高、肠蠕动减弱等意味着有脓肿形成，胆囊坏死或穿孔，需要外科急诊处理。

急性胆囊炎、胆囊结石的腹痛有什么特点

急性胆囊炎、胆囊结石引起的腹痛主要有以下几个特点：①多数有明显诱因，例如进食油腻食物等。②疼痛发作突然，多于进食后突然出现。③多数为绞痛，间断性发作，疼痛有时可放射至右肩背部，有时可伴恶心、呕吐。④疼痛多于夜间发作，这与夜间平卧或左侧卧位时胆囊底部的结石更易掉落并卡在胆囊颈部有关。

胆结石为什么会引起肩背部疼痛

很多胆结石的患者除了腹部疼痛不适外，还会伴随肩背部的放射痛，有时候甚至是以肩背部的疼痛而来就诊的。这是因为结石或炎症刺激腹腔神经丛或右侧膈肌时，疼痛会通过同结交感神经或脊髓神经传到同一脊髓节段支配的右肩背

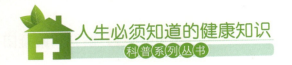
部，患者就会感到右肩背部的放射性疼痛。

医生怎样诊断急性胆囊炎

首先医生会详细询问病史，如症状发作前有没有进食刺激性或油腻食物，类似症状以前有无发作等，然后会做仔细的体格检查，了解有无发热、黄疸，上腹部尤其是右上腹有无压痛、腹肌紧张、反跳痛等。接着会建议你做一些相关的检查，如血常规、肝功，这都有助于判断炎症的程度。B超是诊断胆囊炎、胆囊结石的首选检查，通过B超检查，我们可以了解胆囊的大小，胆囊壁的薄厚，结石的大小、多少、位置等等。如果上述方法仍不能确诊，还可进行CT、核磁共振等检查，尤其是核磁共振检查，可对整个胆道的情况有个全面的了解。诊断清楚后就可以因病施治了。

老年人急性胆囊炎有何特点

急性胆囊炎出现上腹疼痛、压痛、反跳痛以及发热、白细胞计数增高等现象。但老年人身体机能和免疫能力相应降低，对炎症的应激反应较差，发生急性胆囊炎后，其临床表现轻微。所以，老年人患急性胆囊炎不易引起家人和自己的重视，常延误诊治。另外，老年人多患有全身性动脉硬化，胆囊动脉也未能幸免。当胆囊发生急性炎症时，胆囊壁内动脉发生栓塞，使胆囊缺血缺氧而容易发生坏死。还有些老年人原有慢性胆囊炎，胆囊壁已增厚和纤维化，胆囊畸形或粘连，使胆囊收缩功能减少或丧失，容易发生胆囊积脓、坏疽和穿孔。所以老年人急性胆囊炎病情发展快，有的老年人在发病几小时后手术，即发现胆囊底部坏死。此外，老年人多有冠心病、高血压、肺心病、慢性支气管炎、肺气肿、糖尿病、肝炎等疾病，对急性胆囊炎的耐受力明显下降，也容易造成死亡。老年人急性胆囊炎症状表现轻微，但病情进展快，合并症多，容易发生死亡。所以，当老年人发生右上腹疼痛等胆囊炎现象时，必须引起高度重视，要尽快到医院检查，确诊后积极治疗。

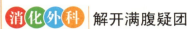

为什么胆囊炎、胆囊结石常被当做胃病来治

我们经常会碰到这样的病例，许多被确诊为胆囊结石的患者之前往往是按照胃病来治的，结果不仅延误了治疗，还有可能导致严重的并发症。这是因为，胆囊炎或者胆结石引发的慢性胆囊炎的症状和胃病很相似，也有胃部疼痛、嗳气、吃饭不好等症状，服用胃药有时还能缓解症状，所以经常被误为胃病。所以，对所谓的胃病，还要注意有没有胆囊炎、胆结石的可能性，可以检查一下肝脏和胆囊的彩超。

为什么有些胆囊炎没有胆结石

虽然大部分胆囊炎都是胆囊结石引起，但是，还有小部分的胆囊炎，没有胆囊结石。这部分患者往往是老年患者，有动脉硬化，有些长期禁食和静脉输液，或者身体衰弱体质差。发生的胆囊炎常常也表现严重，比如腹痛比较剧烈，有严重发热，容易出现胆囊穿孔和腹膜炎。所以，对于没有胆囊结石的胆囊炎要更加重视，治疗要更加细致，需要手术的时候要毫不犹豫，这样才能争取好的结果。

胆囊结石能做保胆手术吗

近年来不少医院开展胆囊结石保胆手术，也就是取出结石，保留胆囊。从理论上讲，保留胆囊使其发挥应有的功能，对人体是最佳的。但是有些重要问题还是没有解决。比如，取出结石后，胆囊能否起到正常的作用？胆囊结石是否还会复发？复发的几率有多大？研究表明，绝大多数胆囊结石合并慢性胆囊炎，胆囊的功能已经部分或者全部丧失，保留胆囊意义不大，反而成为慢性炎症的病灶，继续产生慢性胆囊炎的症状。而且胆囊切开取石后，胆囊和周围组织会产生不同程度的粘连，如果下一步需要胆囊切除，手术难度也就大大增加，所以，主流的观点早已否定了保胆手术。不过随着近年微创手段用于保胆取石，又有不少医院

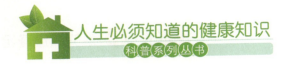
开展这一治疗方法。但是对保胆手术要严格掌握适应证。对那些胆囊功能的确正常，没有反复胆囊炎发作的，胆囊结石数量较少的患者，可以试用。手术后必须严密观察，如果很快结石复发，或者产生胆囊炎症状，需要及早切除胆囊。

胆囊息肉

胆囊息肉和胆囊结石有什么不同？该如何治疗

随着 B 超和 CT 的大量应用，胆囊息肉从此越来越受到大家重视。胆囊息肉和胆囊结石是不同的。绝大多数胆囊息肉其实就是胆固醇结晶的沉淀物，是慢性胆囊炎的一种表现，对人体没有太明显的影响，一般来说不需要手术，定期复查即可。不过也有少部分胆囊息肉是肿瘤。通常认为，胆囊息肉如果增长较快，那么胆囊肿瘤的可能性就比较大。大于 1 厘米的胆囊息肉，大部分就是胆囊肿瘤，这部分患者需要手术切除胆囊。如果胆囊息肉伴有明显的慢性胆囊炎的症状，比如胆囊区长期疼痛，也可以手术切除胆囊。

胆囊息肉会癌变吗

胆囊息肉包括胆囊肿瘤和胆固醇沉着症两大类疾病。后者是不会癌变的。而胆囊肿瘤就可能会癌变甚至已经癌变。目前的检查手段，基本可以明确判断是胆固醇沉着症，还是胆囊肿瘤。

胆囊息肉和饮食有关系吗

胆囊息肉绝大多数都是胆固醇沉着症，与饮食有一定的关系。一般来说，肥胖者容易出现胆囊息肉。高蛋白、高胆固醇、高脂肪、高热量饮食，比如蛋黄、肥肉、动物内脏、海鲜，容易发生胆囊息肉。酗酒也与胆囊息肉有关系，经常酗酒的人容易出现胆囊息肉。建议，要控制体重，避免肥胖，不要酗酒，饮食结构应是低脂肪、低胆固醇食物，多食用新鲜水果蔬菜。

胃癌

胃癌的常见症状有哪些

早期胃癌常无特异的症状表现，甚至根本毫无症状表现，而随着胃癌的进展，会出现一些症状，可是这些症状又非胃癌所特有的症状表现，所以从症状上来诊断胃癌缺乏特异性，且等到胃癌出现了明显的症状再进行诊断，往往也贻误了胃癌的最佳治疗时机，但是不管怎么说胃癌还是有

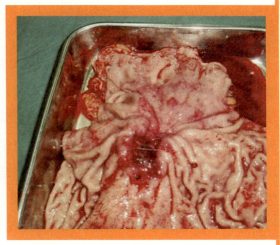

胃癌

一些症状表现需要我们重视的，首先是胃部痛，症状轻重不等，从轻微的上腹部不适，到持续性的疼痛不能缓解，均可为胃癌的临床症状，但是这些症状却并不是胃癌的特异性症状，胃部的其他疾病同样可以有此症状表现。其次，食欲减退，消瘦，乏力等，同时体重逐步下降，伴有浑身的乏力，疲倦现象，这是很多疾病共有的表现，但是很多胃癌患者的首发症状也往往是这些症状。再次，恶心、呕吐、呕血、黑便，甚至出现腹部包块等，这些也都往往是胃癌患者就诊的首发症状，但是却并不是胃癌的特有症状。所以综上所述，胃癌缺少特有的症状表现，有的胃癌甚至根本没有任何症状，所以常规的体检以及出现

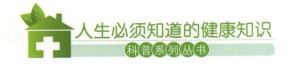

症状后的早期就诊，是发现胃癌的较好办法，因为只有早期诊疗胃癌，才能得到较佳的治疗效果。没有常规的体检作为基础，如果出现轻度症状时还能忍则忍，待症状无法忍受时再去就诊，无疑会延误胃癌的最佳治疗时机。

胃和十二指肠溃疡会变成癌吗

长期胃溃疡有可能会癌变，所以胃溃疡要及时、有效、正规治疗。

十二指肠溃疡很少癌变，但是有可能穿孔、出血。首选的方法还是药物治疗，目前很少需要手术了，但是如果出现了十二指肠狭窄，影响吃饭，就需要手术治疗。

胃癌患者都要做哪些辅助检查

胃癌患者首先要做到确诊，就目前临床来说，肿瘤的确诊，黄金标准是病理诊断，那么胃癌的诊断同样如此，做到确诊，就要取到病理，目前取到病理的方法就是胃镜，所以胃镜检查是必需的，然后要明确胃癌的临床分期，包括胃癌的局部浸润情况、区域淋巴结的转移情况以及是否存在远处转移，这些可以通过超声胃镜、钡餐造影、腹部 CT 或者 MRI 来确定局部浸润及淋巴结转移情况，通过对常见转移部位的检查来确定是否存在转移，比如胸片、盆腔的超声或者 CT，如果条件允许可以行 PET 检查，如果检查结果显示可以手术，还要进行身体能否耐受手术等方面的检查，比如血液学的检查，比如心肺功能的检查，这些就是胃癌患者通常所需要的辅助检查。

为什么诊断胃癌都要做胃镜啊

为什么胃癌需要做胃镜检查，前一个问题已经做了初步的回答。首先，当然是为了确诊，因为目前临床诊断肿瘤，病理诊断是黄金标准，对于胃癌来说，胃镜能够取到胃癌组织的病理，所以需要做胃镜。其次，做胃镜能够明确胃癌的部位，大小是否侵犯食道、十二指肠等，从而为手术方式的选择提供指导性资料。再次，目前可以进行超声胃镜的检查，能够在胃镜的同时行超声检查，从而明确胃癌的浸润深度，是否侵入周围器官，是否存在区域淋巴结转移以及区域淋巴结转移程度，进而进行胃癌的临床分期，为后续胃癌的诊疗提供依据，以选择最佳的诊疗方案。

胃肠道间质瘤

胃肠道间质瘤是什么病

胃肠道间质瘤是近些年新提出的一个疾病概念，定义为除典型的平滑肌瘤、平滑肌肉瘤、神经鞘瘤、胃肠道自主神经肿瘤和少数未分化肿瘤以外的绝大多数胃肠道间叶组织来源的肿瘤。从这个概念可以得出，胃肠道间质瘤的肿瘤细胞来源于间叶组织，这同癌细胞来源于上皮组织是有本质区别的；同时，胃肠道间质瘤是一个病理学的诊断，在临床表现上同其他的间叶组织来源的肿瘤并没有显著区别，通常根据胃肠道间质瘤发病的不同部位以及肿瘤的大小可有不同的症状。有些胃肠道肿瘤患者根本没有症状，于医院就诊时通过钡餐造影、胃肠镜、腹部超声或者腹部 CT 等发现，然后通过取得病理从而完成最终诊断。所以，病理辅以免疫组化才是诊断以及同其他疾病鉴别诊断的黄金标准，同时在显微镜下的核分裂相的多少，以及切除时肿瘤的体积大小是判断胃肠道间质瘤恶性程度的重要标准，并指导进一步的诊疗措施的进行。

总而言之，胃肠道间质瘤是消化道肿瘤的重要组成部分，可以发生于多个腹腔脏器，可以根据肿瘤的发生部位和肿瘤的大小有不同的临床症状，通过内窥镜结合影像学做出初步诊断，需要通过病理结合免疫组化做出最终诊断，并指导进一步诊疗措施。

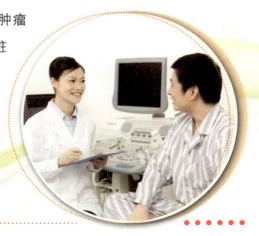

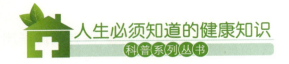

胃肠道间质瘤的患者怎么治疗

胃肠道间质瘤的肿瘤细胞来源于间叶组织，同癌来源于上皮组织是有本质不同的，所以在治疗方式上也有很多区别。胃肠道间质瘤尽管名称上有胃肠道的概念，但是却可以发生于腹腔多个器官，有的还会发生于大网膜、肠系膜等，所以根据发生的不同部位有着不同的治疗方法。但是，不管发生于何种部位，手术切除都是治疗胃肠道间质瘤的重要手段。胃肠道间质瘤患者的手术，同癌患者的手术有区别，多为局部切除，而并不进行广泛的淋巴结清扫。因为胃肠道间质瘤通过淋巴结发生转移的几率很小，而且临床研究表明，清扫淋巴结并不能使胃肠道间质瘤患者获益。所以胃肠道间质瘤患者的手术相较于癌手术的范围及创伤要小，但是术中仍然要同癌手术一样严格遵守手术的无瘤原则。其次是内科治疗，传统的放疗化疗对胃肠道间质瘤治疗效果差，目前最常用的药物是伊马替尼，也就是所说的格列卫。它是一种有效的酪氨酸激酶抑制剂，人体耐受性好，不良反应较轻。某些不能手术的患者通过格列卫的治疗，甚至能够重新获得手术的机会。当然，胃肠道间质瘤是较新确定的一类疾病，各项治疗措施正在不断的临床研究探索中，也有多种新药处于临床试验阶段，也许不久的将来就会陆续应用于临床，造福于胃肠道间质瘤患者。

结直肠癌

结直肠癌的症状有哪些

结直肠癌可以统称为大肠癌，它们的症状相似，同时又存在很多差别。首先，都具有大便习惯和大便性状的改变，比如，排便次数增多、腹泻、便秘、便血、黏液血便等。而直肠癌却通常具有直肠刺激作用，比如便不尽感、下坠感、里急后重等，且大便性状的改变多是大便变细、变形等，多为便鲜血，附于大便表面。其次腹痛、腹胀以及肠梗阻症状，这些症状结直肠癌都会出现。但是根据癌肿的部位不同也有所不同，疼痛的部位也有差异。再次慢性消耗症状，如乏力、消瘦、贫血等，晚期甚至还会出现扩散转移等症状。

但是结肠癌本身的左半结肠癌及右半结肠癌症状也存在一些差别，右半结肠癌通常以贫血、腹部包块、乏力、低热等全身症状为主要表现。而左侧结肠癌则经常以肠梗阻、腹泻、便血等局部症状为显著表现。但是，不管是何种症状，这些都不是结直肠癌独有的特异症状，结直肠的其他疾患同样有可能出现，且在结直肠癌早期缺乏特异症状，甚至根本没有症状，所以定期体检以及出现症状早期就诊才是早期发现、早期诊疗结直肠癌的关键所在。

什么时候应该
去看消化外科

结直肠癌患者都要做哪些辅助检查

同胃癌所需要的检查进行类比，可以得出结直肠癌患者所需要做的辅助检查。首先要进行病理确诊，这就需要行结肠镜的检查来进行病理确诊，然后进行病理分期检查。比如局部的浸润和区域淋巴结的转移情况，进行腹部或者盆腔的CT 或者 MRI，

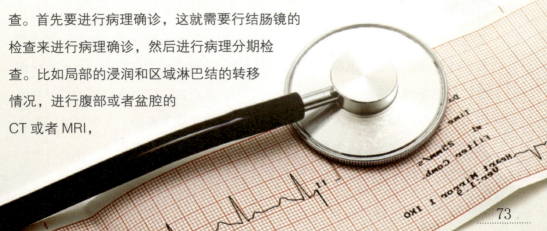

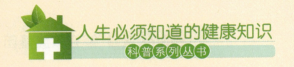

然后进行有无远处转移的检查，如胸片、肝脏的影像学检查，如有条件可以行全身 PET 检查，检查结果显示决定进一步诊疗手段，如果行手术治疗，就要对身体状况进行评估，能否耐受手术，包括患者的血液学检查，如血常规、肝肾功能、心肺功能检查。

为什么结直肠癌的患者都要做肠镜检查

结直肠癌的患者需要做肠镜检查，有的患者很不理解，毕竟做结肠镜具有一定的痛苦，可是为什么还一定要做呢？首先，还是归结到结直肠癌的诊断问题，作为肿瘤的诊断，病理诊断才是最终且最有决定性意义的诊断，这是任何其他诊断手段所代替不了的。而作为结直肠癌最有效的取到病理的手段就是结肠镜。其次，结直肠癌有多发的风险，也许通过直肠指诊能够诊断直肠癌，甚至通过直肠镜可以取到病理诊断，但是，仍然需要结肠镜的检查，原因就在于结直肠癌有多发的风险性，也许同时几个部位均有结直肠癌。在术前做结肠镜的检查，无疑能够确定是否具有多发的肿瘤存在，同时能够确定结直肠是否有基础病变存在，了解肠道情况，为结直肠癌的诊疗提供准确的资料，使治疗措施更有针对性。

为什么有的直肠癌患者要做术前放化疗

直肠癌是消化道肿瘤的一种，同时也是较为特殊的一种。特殊在哪呢？因为直肠癌直接涉及是否保留肛门的问题，而是否保留肛门则直接关系到直肠癌患者术后的生活质量。但是，某些直肠癌距离肛门的距离比较近，如果直接手术，势必会不能保留肛门，所以就出现了术前放化疗，也可以称作是新辅助放化疗，通过术前放化疗，可以使部分患者的肿瘤缩小，从而为保留肛门创造条件。而且，通过临床研究表明，术前放化疗对直肠癌的预后有所改善，也为直肠癌患者术前放化疗的实施提供了理论基础，不但能够改善直肠癌患者的预后，还能为某些起初不能保留肛门的直肠癌患者创造保留肛门的机会，从而大大提高直肠癌患者手术后的生活质量。

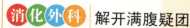

肝癌

肝癌的症状有哪些

我们这里提到的肝癌指的是原发性肝癌，也就是原发于肝脏组织的恶性肿瘤，而不包括转移性（继发性）肝癌。原发性肝癌的症状可有几种：首先，肝区疼痛，可为持续性的钝痛、胀痛等，也可以是因为肿瘤突破肝脏表面而突然引起的腹部剧痛，而这些症状多为肝癌的首发症状。其次，全身的消耗症状以及消化道的症状，如消瘦、乏力、食欲减退、腹胀、恶心、呕吐、发热甚至出现贫血、黄疸、腹水、下肢浮肿、皮下出血等。再次，肝脏肿大，肝脏因肿瘤生长而不断增大、凹凸不平、进行性增大、边缘不规则、质地坚硬等，有的患者可自行触及，最后还有肝癌的转移到其他器官组织所引起的相应症状。

但是，不管哪些症状，一是不具有典型性，二是多是肝癌处于进展期才出现的症状，早期肝癌多无任何症状表现，所以常规体检以及出现症状后，患者的早期就诊，才是早期发现和诊疗肝癌的关键。

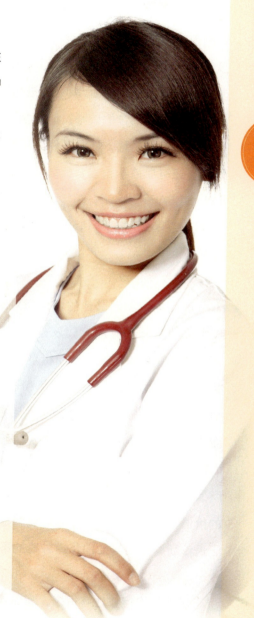

什么时候应该去看消化外科

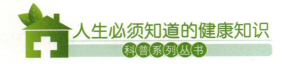

肝癌患者需要做哪些检查

肝癌患者从出现临床症状到至医院就诊，可能要做很多的辅助检查，从而诊断肝癌，并决定进一步诊疗措施。首先，要明确肝癌的部位，大小及侵犯程度，就需要做腹部超声，腹部 CT 或 MRI 等，某些患者甚至需要做肝动脉造影检查。其次尽量做出病理诊断，就需要进行穿刺活检，明确病理诊断。再次进行全身普查，明确有无其他部位的转移，比如盆腔的影像学检查明确有无种植转移，胸片等检查明确有无肺转移，如果条件许可可行 PET 检查，明确全身肿瘤扩散转移情况。最后，还有血液学检查，比如术前的血常规、肝肾功能、凝血功能等检查，肿瘤标志物如 AFP，DCP，AFU，还要进行肝炎普查，明确肝脏有无基础疾病，最后如果决定手术，需要行心肺功能及肝癌患者身体状况评估方面的相关检查，最终决定是否手术。

如何诊断肝癌

肝癌的诊断同其他的消化道肿瘤的诊断有着些许的差别，在肝癌的诊断过程中，肿瘤标志物 AFP 以及是否是乙型肝炎或者丙型肝炎阳性，具有很大的诊断意义，就目前的临床诊断标准，如果发现肝脏占位，AFP>4000 纳克／毫升，并且乙肝表面抗原阳性，或者 AFP>400 纳克／毫升，并且乙肝表面抗原阴性，则可以诊断肝癌，并考虑行手术治疗。如果 AFP<400 纳克／毫升，并且乙肝表面抗原阴性，或 AFP<4000 纳克／毫升，并且乙肝表面抗原阳性，可以采取活检病理进行诊断。如果病理阴性，仍可以选择继续活检病理，或者选择直接手术。所以在肝癌的诊断过程中，AFP 以及乙肝表面抗原、丙肝抗体等对诊断具有很大的价值，如果仍达不到诊断肝癌的标准，可考虑行获取病理，做出病理诊断，这正是诊断肝癌同其他消化道肿瘤的不同之处。

肝癌的常见治疗方法有哪些

肝癌的治疗方法有很多，当然首选的必然是手术。根据肿瘤的大小、部位，患者的一般状况及是否合并基础疾病等，手术有多种手术方式，从肝癌的局部切除，到肝脏叶切除，到左半肝切除，右半肝切除，直至最终的肝移植手术。根据每个患者的具体情况，予以实施个体化的手术方式。不能手术的患者也有很多治疗手段可供选择，如肝动脉插管药物灌注（HAI）、肝动脉结扎（HAL）、液氮冷冻治疗、高功率激光气化及微波治疗以及经导管动脉内化疗栓塞（TACE），经皮瘤内无水乙醇注射（PEI），射频消融等。这些治疗手段，都是通过选择性动脉插管至肝癌局部予以药物治疗，或者通过物理手段对肝癌的瘤体进行治疗，从而达到治疗肝癌的目的。某些肝癌患者通过这些治疗措施，甚至可以达到肝癌降期，从而获得手术切除的机会。如果经过这些治疗手段，仍不能达到较好的治疗效果，还可以辅以局部的放射治疗或者化学药物治疗，并可以应用生物治疗手段。当然，中医中药治疗也是肝癌治疗中的手段之一，不但对肿瘤的治疗有一定的疗效，而且能够对其他的治疗措施起到辅助作用，并缓解症状，改善不良反应，从而提高肝癌患者的生活质量。

综上所述，针对肝癌的治疗措施，种类繁多。不过针对每个具体的肝癌患者，并非要应用每一种治疗手段，而是要根据每个肝癌患者的具体情况，制定个体化的治疗方案，从而能够达到最佳的治疗效果。

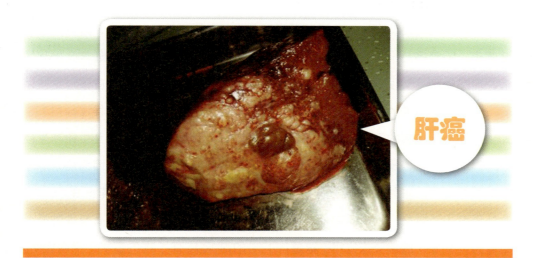

肝癌

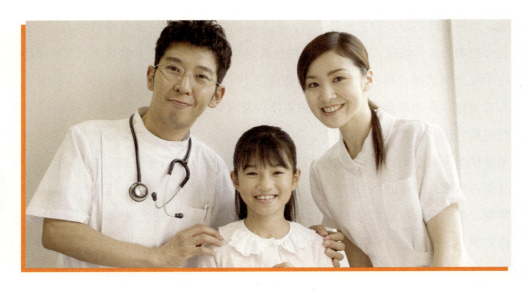

其他肿瘤

还有哪些消化道肿瘤需要警惕

上面主要谈论了胃癌、结直肠癌、肝癌以及胃肠道间质瘤等消化道较为常见的恶性肿瘤类型，当然消化道肿瘤远非这几种，之所以突出讨论这几种恶性肿瘤，是因为这几种恶性肿瘤发病率高，是最为常见的影响人们健康甚至生命的恶性肿瘤。那么，还有哪些消化道肿瘤呢？首先，是胆道系统的肿瘤，如胆囊癌、胰腺癌、胆管癌、十二指肠癌、壶腹癌。这些肿瘤通常起病隐匿，通常会出现黄疸，而恶性程度又很高，很少能够做到早期发现，早期治疗，所以应该对这些消化道肿瘤给以足够的重视。这些恶性肿瘤虽然发病率不高，但恶性程度却很高，如果不能得到足够的重视，不能够早期发现，将会对患者的健康甚至生命产生巨大的影响。其次，是间叶组织来源的肿瘤。这些肿瘤不能叫做癌，因为癌来源于上皮组织，而这些肿瘤来源于间叶组织，胃肠道间质瘤是其中最常见的一种，此外还有平滑肌瘤、平滑肌肉瘤、神经内分泌肿瘤等，发病率低，有良性肿瘤，也有恶性肿瘤，通常对放化疗不敏感。不同的肿瘤具有不同的症状，早期诊断，

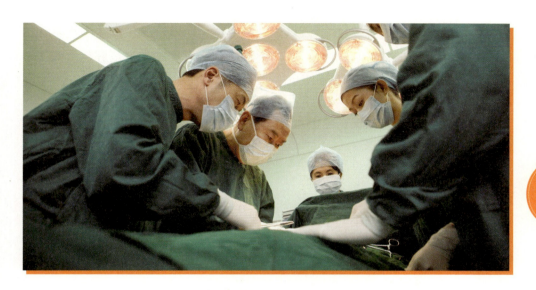

并进行针对性治疗，是最佳的治疗措施。最后还有一些非常少见的肿瘤，比如腹腔黏液瘤，腹腔黏液癌等。

4 厘米的肝血管瘤需要手术吗

肝血管瘤是常见的肝脏良性肿瘤，主要成分是血管组织像海绵一样。随着大众的健康意识增加，无病体检，发现了一些肝脏血管瘤，不少人非常紧张，其实大可不必。有些人有个误解，以为肝血管瘤容易破裂，所以需要手术。这是不对的。肝脏血管瘤实际比正常肝脏还要结实。这并不是说所有的肝血管瘤不需要治疗。通常来讲，肝血管瘤如果直径小于 8 厘米就不需要手术，可以定期观察大小的变化，如果增大速度较快，再考虑治疗。可见 4 厘米以下的肝血管瘤是不需要治疗的。另外，肝血管瘤通常是不会癌变的。

肝囊肿需要手术吗

肝囊肿和肝血管瘤一样也很常见，常常也是体检发现的。小的肝囊肿不需要治疗。一般认为，6 厘米以上属于大的肝囊肿，需要治疗。目前最常使用的是腹腔镜下肝囊肿开窗手术，也就是在腹腔镜下，将肝囊肿切除一部分，这样囊肿就敞开到腹腔，囊内的液体直接流入腹腔吸收。不过，有些肝囊肿其实是肝包虫病，一种寄生虫病。这些患者就需要及早治疗。

急性胰腺炎

胰腺在身体的什么部位？有什么功能

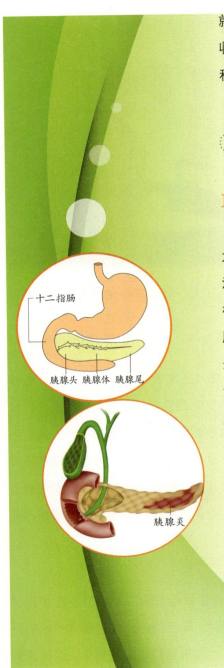

十二指肠

胰腺头　胰腺体　胰腺尾

胰腺炎

胰腺是消化系统的一个重要脏器，位于左中上腹部，在胃的下后方，体积小，位置深，其头部被十二指肠环形包绕，其余部位横卧于腹膜后间隙。成人胰腺重60～100克。胰腺由内分泌腺和外分泌腺两部分组成，胰外分泌腺主要分泌各种消化酶，如胰脂肪酶，经胰腺导管进入十二指肠，促进食物的消化。胰腺中还有许多星罗棋布、大小不等的细胞群，就如散落在大海中的岛屿一样，故得名胰岛。小的胰岛由十多个细胞组成，大的可达数百个细胞，成人胰腺约有100万个胰岛，这些细胞群就构成了胰腺的内分泌腺。胰内分泌腺所分泌的激素，主要用于调节食物的吸收以及营养物质在细胞内的贮存和代谢。

什么是急性胰腺炎

随着人们生活水平的提高，胰腺疾病的

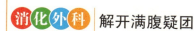

发病率也大大升高。据我国相关文献报道，近年来因急性胰腺炎而住院治疗的病例数较以往有所增加。急性胰腺炎对普通百姓来说并不是一个陌生的概念，其严重后果也已经逐渐被大家所认识。但事实上，很多人对急性胰腺炎还缺乏科学的认识。我们吃进去的食物主要通过胰腺分泌的胰液来进行消化，变成小分子物质后才能被肠道吸收。胰腺分泌脂肪酶原和胰蛋白酶原等在胰腺内是以无活性的酶原形式存在，正常情况下，只有在分泌到肠腔内被激活后，才具有消化蛋白和脂肪的作用。然而在病理状态下，一旦胰腺分泌的脂肪酶和胰蛋白酶等酶原在胰腺内部被异常激活，便可导致胰腺本身被消化破坏。继而引起人体内一系列病理反应，并可以导致其他器官的损害。80% 左右的急性胰腺炎病情较轻，称为急性水肿性胰腺炎，经过正规治疗后短期内即可痊愈，预后很好，不必惊慌。另外20% 左右为重症急性胰腺炎，又称急性出血坏死性胰腺炎，有局部的并发症和全身的炎症反应，病情危重，预后凶险。即使在一些大的胰腺病诊治中心救治，病死率也高达 20% ～ 50%。

急性胰腺炎的病因有哪些

引起急性胰腺炎的病因很多。在我国，半数以上由胆道疾病引起。在西方国家，除胆石症外，酗酒亦为主要原因。

（1）胆道系统疾病：胆道分泌的胆汁也是经过十二指肠乳头排泄至十二指肠，在70% ～ 80% 的正常人，胰管和胆总管在进入十二指肠前有一个共同通道。因此，如果胆道系统的病变在这个与胰液排泄的共同通道中引起了堵塞，就可能导致急性胰腺炎。50% 的急性胰腺炎由此引起，尤其以胆管结石最为常见。此外，十二指肠液反流入胰管或胆道感染时细菌毒素激活胰腺消化酶均可引起急性胰腺炎。

（2）酒精或药物：在欧美国家酗酒是诱发急性胰腺炎的重要病因之一，在我国近年也有增加趋势。酒精能刺激胃窦部 G 细胞分泌胃泌素，使胃酸分泌增加，

什么时候应该去看消化外科

十二指肠内 pH 下降，使胰泌素分泌旺盛，胰腺外泌增加；长期酗酒可刺激胰液内蛋白含量增加，形成蛋白"栓子"阻塞胰管，同时，酒精可刺激十二指肠黏膜使乳头发生水肿，妨碍胰液排出。有些药物和毒物可直接损伤胰腺组织，或促使胰液外分泌亢进，或促进胰腺管上皮细胞增生、腺泡扩张、纤维性变或引起血脂增高，或促进 Oddis 括约肌痉挛而引起急性胰腺炎。

（3）感染：很多传染病可并发急性胰腺炎，但当原发病痊愈后，胰腺炎自行消退，常见的有腮腺炎、病毒性肝炎、传染性单核细胞增多症、伤寒、败血症等。蛔虫进入胆管或胰管，不但可带入肠液，还可带入细菌，能使胰酶激活引起炎症。

（4）其他：可导致胰腺炎的病因还有很多，如家族性高脂血症、高钙血症、手术创伤、动脉粥样硬化及结节性动脉周围炎、穿透性溃疡、各种原因导致的胰管阻塞等。此外，还有原因不明的特发性胰腺炎。

哪些胆道疾病可引发急性胰腺炎

在医学上，通常把胆道疾病引发的急性胰腺炎称为胆源性胰腺炎，这类胰腺炎往往容易迅速发展为严重的胰腺炎，危害极大。胆道疾病也是我国胰腺炎发病最常见的原因。胆源性胰腺炎的病因主要有胆道系统结石、胆道炎症、胆道寄生虫感染。此外，胆管肿瘤、先天性胆总管囊肿、某些胆道手术所致的胆管病理生理改变也是胆源性胰腺炎的发病原因。其中，胆总管结石是最常见的致病因素。

听别人说大量喝酒会得胰腺炎，是真的吗？需要手术治疗吗

是的，经常大量饮酒会增加急性胰腺炎的发病率。急性胰腺炎分为2类，一种是水肿性胰腺炎，一般通过保守治疗可以痊愈。一种是坏死性胰腺炎，一旦发展为急性坏死性胰腺炎则需要积极手术治疗，因为急性坏死性胰腺炎的病死率是很高的。建议尽量少饮酒，每次不要超过100克，并且不能频繁饮酒，不要因为应酬而伤害了自己的健康。

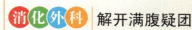

高血脂

血脂高也会引起急性胰腺炎吗

在医院工作中，医生会经常碰到这样的患者，他们既没有胆道疾病，也没有不良的饮食习惯，但还是患上了急性胰腺炎。其实这种情况并不少见，其中很可能的一个原因就是俗称为"高血脂"的高脂血症。众所周知，高脂血症有很多危害，可以引起心肌梗死、脑梗死等严重心脑病变，而急性胰腺炎多由胆结石、暴饮暴食及大量饮酒引起。对于高脂血症性胰腺炎，人们知之甚少。高脂血症主要通过影响胰液的分泌、诱发胰腺微循环障碍和损伤胰腺腺泡细胞而导致急性重症胰腺炎。随着生活水平的提高，高脂血症性胰腺炎的发病率在逐年上升。高脂血症性胰腺炎与普通急性胰腺炎相比，虽然症状和发病过程都比较相似，但前者的重症率、病死率和复发率都比后者高。

什么时候应该去看消化外科

药物

药物也可能引发急性胰腺炎吗

近年来，随着越来越多的化学药品的应用，由药物引起的药物性胰腺炎有增加趋势。由于不少的药物性胰腺炎患者缺少胰腺炎的特征性表现，所以易被误诊或漏诊，并因此导致不良后果。目前已知大约 50 余种药物可能引起急性胰腺炎。主要的有糖皮质激素类、抗生素性（包括红霉素、四环素、磺胺等）、利尿剂（包括双氢氯噻嗪、呋塞米、利尿酸等），以及抗肿瘤药、非甾体镇痛药、抗抑郁剂等。因此，当使用上述药物期间，如果出现急性、亚急性胰腺炎或急性腹痛，有可能是药物性胰腺炎。

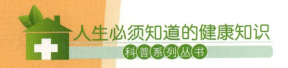
急性胰腺炎会有哪些表现

急性胰腺炎的病理变化的不同阶段，其全身反应亦不一样，即使是同样为出血坏死性胰腺炎，由于发病时间、机体的状况亦可表现有较大的差异。①腹痛：腹痛为最早出现的症状，往往在暴饮暴食、大量饮酒后突然发生，位于上腹正中或偏左。疼痛多为绞痛，痛感强烈，向背部、腰部放射。超过50%患者会有腹胀，一般在急性胰腺炎情况较重时出现，大多数与腹痛同时出现，腹胀的程度通常也反映了病情的程度。②呼吸困难：由于渗出液的炎性刺激，可出现胸腔反应性胸水。以左侧为多见，可引起同侧的肺不张，出现呼吸困难。③发热，黄疸：发热程度与病变严重程度多一致。水肿性胰腺炎，可不发热或仅有轻度发热；出血坏死性胰腺炎则可出现高热，若发热不退，则可能有并发症出现，如胰腺脓肿。黄疸的发生，可能为并发胆道疾病或为肿大的胰头压迫胆总管所致。有极少数患者发病非常急骤，可能无明显症状或出现症状不久，即发生休克或死亡，称为猝死型或暴发性胰腺炎。④皮下淤血斑：少数出血坏死性胰腺炎，胰液溶解皮下脂肪，使毛细血管破裂出血，皮肤呈青紫色瘀斑，有的可融成大片状。部位可在腰部、下腹壁，或者脐周。

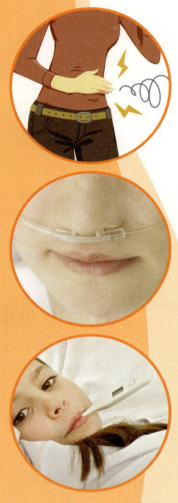

急性胰腺炎为什么会出现腹痛

绝大多数的急性胰腺炎患者以腹痛为首发表

现，这可能与几个因素有关：①胰腺的炎症、水肿刺激被膜上的神经末梢导致疼痛。②胰腺的炎性渗出液及胰液刺激邻近的腹膜引起急性腹膜炎导致疼痛。③炎症引起肠胀气甚至麻痹性肠梗阻。④引起胰腺炎的原发病变（如胆管结石）所导致的疼痛。

腹痛是急性胰腺炎的最常见的症状，95% 以上的患者均会出现不同程度的腹痛。其特点为：常在饱餐或饮酒过多时发病。多数发作突然，疼痛剧烈，不过，老年人或体质衰弱者腹痛可不突出，甚至无腹痛，称为无痛性急性胰腺炎。发病早期，腹痛一般位于上腹部，疼痛部位与病变部位有关，胰头炎多在右上腹部、胰体炎多在中上腹部、胰尾炎多在左上腹。疼痛可放射到左侧腰部、背部和肩胛部等处，少数患者也可放射到胸骨后、左胸部和下腹部。病变累及全胰时，呈上腹部束腰带样痛，可向背部放射。随着病情发展，炎症累及腹膜，扩大成弥漫性腹炎时，疼痛可涉及全腹，但仍以上腹部为著。急性胰腺炎的疼痛除与胰腺本身病变范围有关外，还与其周围炎症涉及范围有关。

疼痛常表现为钝痛、胀痛、绞痛或刀割样疼痛，伸直平躺时加重，侧躺弯曲身体或弯腰坐时可有所减轻。多数情况下，腹痛的性质和强度与病变的严重程度相一致。一般来说，腹痛可在发病一至数日内缓解，但此并不一定是疾病缓解的表现，亦可能是病情恶化的标志。

什么时候应该
去看消化外科

急性胰腺炎为什么会引起黄疸

胆总管有一段被胰腺包绕。当急性胰腺炎发作时，胰头部充血肿大，有可能压迫胆总管，引起胆汁的排出困难，当胆管内胆汁憋涨到一定程度，就表现出黄疸，医学上也称之为梗阻性黄疸。表现为皮肤、眼球的巩膜颜色变黄，严重时泛绿，血液中的胆红素含量急剧升高。

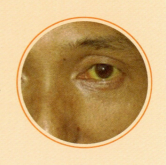

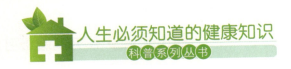
急性胰腺炎时为什么会损害肝脏

我们知道，胆道疾病是急性胰腺炎最重要的病因之一，胆源性胰腺炎发作时更容易出现肝功能的损害。这是因为胰腺与肝胆系统在位置与生理关系上有着千丝万缕的联系，胆道系统的结石、炎症等因素在引起胆管梗阻的同时诱发急性胰腺炎，同时急性胰腺炎时的微循环障碍及继发的细菌感染都会引起肝细胞的损伤，导致肝功能损害，主要表现为血清转氨酶的升高。此种肝功能损害随着胰腺炎病情的恢复会自行好转。如果肝功能损害持续加重或黄疸逐步加深，则应考虑胆总管结石可能，需解除结石梗阻后肝功能损害才能逐渐恢复。

诊断急性胰腺炎时，需要做哪些检查

医生通过相应的检查，可更加快速、准确地诊断胰腺炎。目前常用的检查可分为两大类，即化验和影像学检查。

1. 化验检查

（1）白细胞计数：轻型胰腺炎时，可不增高或轻度增高，但在严重病例和

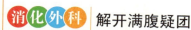

伴有感染时，常明显增高，中性粒细胞也增高。

（2）淀粉酶测定：这是诊断急性胰腺炎的重要客观指标之一，但并不是特异的诊断方法。在发病早期，胰腺血管有栓塞以及某些出血坏死性胰腺炎时，由于胰腺组织的严重破坏，则可不增高。有时休克、急性肾功能衰竭、肺炎、腮腺炎、溃疡病穿孔以及肠道和胆道感染的情况下，淀粉酶也可增高。因此，有淀粉酶增高时，还需要结合病史、症状与体征，排除非胰腺疾病所引起的淀粉酶增高，才能诊断为急性胰腺炎。值得提出的是，淀粉酶的增高程度与炎症的轻重不一定成正比，如水肿性胰腺炎时，淀粉酶可以达到较高程度。而某些坏死性胰腺炎，由于胰腺组织的大量破坏，淀粉酶反而不增高。

（3）重型胰腺炎时，二氧化碳结合力下降，血尿素氮升高，表明肾脏已有损害。胰岛受到破坏时，可有血糖升高，但多为一过性。出血性胰腺炎时，血钙常降低。

（4）腹腔穿刺术：对于有腹腔渗液的病例，行腹腔穿刺术有助于本病的诊断。穿刺液多为血性，如淀粉酶测定增高，即可确诊为该病。

2. 影像学检查

（1）腹部 X 片：可以反映胰腺肿大的间接征象和胰周及腹膜后炎症征象等。

（2）超声检查：超声在急性胰腺炎的诊断占有愈加重要的位置，可以反复检查、费用不高，可以诊断大多数的胰腺炎，现在已经成为不可缺少的常规检查方法之一，但易受胃肠积气的影响，而影响诊断的准确性。

（3）CT 检查：腹部 CT 扫描也可显示胰腺及其周围组织从轻度水肿、出血到坏死和化脓的各种病理变化，有助于早期发现及追踪观察胰腺假性囊肿。因不受胃肠积气与肥胖的影响，CT 扫描较超声检查更具有优越性与准确性，已经成为必做的检查。但是费用较高。

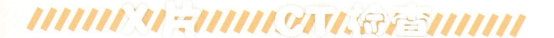

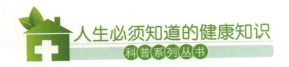
急性胰腺炎时，为何要检查血淀粉酶、尿淀粉酶

胰腺是人体内制造淀粉酶的主要"工厂"。急性胰腺炎时，"工厂"遭到破坏，其产品——淀粉酶便外漏而进入血液，导致血中淀粉酶含量上升。血液中的淀粉酶再随尿液排出，导致尿淀粉酶升高。因此，血、尿淀粉酶测定是诊断本病的重要的化验检查。一般于发病后 6～12 小时，血清淀粉酶活性即开始升高，12～24 小时达高峰，持续 3～5 天后恢复正常。尿淀粉酶活性升高较血淀粉酶稍迟，一般于发病后 12～24 小时开始增高，但持续时间较长，多数持续 3～10 天后恢复正常。需要指出的是，血淀粉酶的高低与病变的严重程度并不一致，重症胰腺炎时由于胰腺组织大量坏死，淀粉酶不能再分泌，导致血淀粉酶反而可能不高。正如肝衰竭时转氨酶进行性下降一样。尿淀粉酶的测定可受尿液稀释与浓缩的影响，可靠性及稳定性不如血淀粉酶。因此在诊断急性胰腺炎时，除了血、尿淀粉酶的测定外，还需结合患者症状及其他相关检查才能做到万无一失。

急性胰腺炎会遗传吗

绝大多数胰腺炎都能找到明确的病因并加以预防。但确实有极少部分的急性胰腺炎可由遗传因素引起，我们称之为遗传性胰腺炎（HP）。其主要

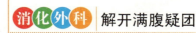

特征是反复腹痛、腹泻，与急性胰腺炎症状类似，但发生年龄较早（可在10岁前发病），且常在一个家族中多人发病，症状反复发作后成为慢性胰腺炎，引起糖尿病、脂肪泻及胰腺钙化。

为什么说急性重症胰腺炎是凶险的腹痛

急性重症胰腺炎是急性胰腺炎的特殊类型，病情险恶、并发症多、病死率较高、后遗症多。是胰腺炎中的超级杀手，又称急性出血坏死性胰腺炎，它占整个急性胰腺炎的10%～20%。20世纪80年代，多数病例死于疾病早期，直至近10年来，随着急性重症胰腺炎外科治疗的进展，治愈率有所提高，但总体病死率仍高达17%左右。它的主要的表现有：①腹痛。疼痛剧烈，如刀割样，常波及全腹，伴有腹胀和肠麻痹。②发热。可出现高热，达39℃以上。③休克。较常见，患者皮肤可有大理石斑样发绀，四肢湿冷，血压下降，脉速细弱，尿少等。④皮肤淤斑。腰部、脐周出现蓝紫色的皮肤瘀斑。⑤血性腹水。坏死性胰腺炎常伴有血性腹水，少则<100毫升，多则>1000毫升。腹腔穿刺所见此种血性腹水状如洗肉水。⑥胰性脑病。表现有精神错乱、意识障碍、兴奋或抽搐。⑦多器官功能障碍。由于重症急性胰腺炎对生命的巨大威胁、对患者造成巨大痛苦、在人力物力上造成的巨大损失，国内外医学界都十分重视并进行了大量的深入研究，但直至目前为止治疗效果仍不令人满意。可以说，目前重症急性胰腺炎还是人类的超级杀手之一！

腹痛

什么时候应该去看消化外科

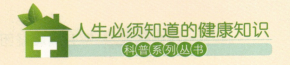
肛肠病

什么是痔

痔是现代社会人群易得的常见病。由于人体肛门、直肠末端的静脉缺少瓣膜，加上人的姿势 2/3 的时间保持直立姿态，静脉回流受阻，如久坐、久站、久蹲的职业人员患病率高。此外，腹泻、便秘、排尿困难、妊娠、分娩、腹压增高（腹水、腹腔内肿物）饮酒、嗜辛辣等都容易引起这部位血管丛的扩张致出血，从而形成痔。痔分为混合痔、内痔、外痔三种。在肛门与直肠的分界线（医学上叫齿状线）以上的痔叫内痔；外痔表面是皮肤或移行上皮；兼有内外痔的叫混合痔。

对于痔的形成的认识，传统公认为：①静脉曲张学说；②肛垫下移学说；③直立学说。这 3 种学说至今处于重要地位。武警总医院肛肠病研究所在 1982 年研究，首先从所有的动物（牛羊狗兔等）的直肠末端进行病理解剖发现，上述动物的直肠肛管解剖结构与人的直肠肛管的构造是一致的，并无区别。人的直肠末端有 3 个母痔区，而动物的直肠末端同样具备 3 个母痔区，不同点是动物四肢着地行走直肠保持平行，人在 24 小时之内约有 10 小时左右平卧休息姿态外，

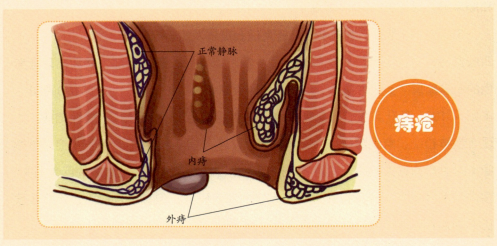

正常静脉

内痔

外痔

痔疮

其余时间均处于直立姿势。采用 38 只狗的直肠末端"人工造痔"试验，试验将狗固定在试验架上处于直立姿势坐位，每隔 4 小时下架休息，连续 26 天试验结果：狗直肠末端形成了痔核，32 个内痔、2 度脱出肛管外，经病理切片确认属内痔组织。通过上述试验，认定痔是人类的特有的常见病，证实了痔的形成因素，直立学说是起主导作用的。

早期内痔以无痛性便血为主要症状，后期内痔则以脱肛症状为主。外痔有四种：炎性外痔、血栓性外痔的主要表现症状是疼痛和排便困难，结缔组织性外痔和静脉曲张型外痔则主要觉得肛门内坠胀不适随排便突出环形肿物，便后自行回纳。

什么时候应该去看消化外科

痔是如何分类的

1. 内痔分类

一度：结构在肛管内原有的部位，仅有无痛性出血。

二度：排便时脱出，不用力时自行回缩。

三度：脱出于肛管外需手法复位。

四度：脱出不能回纳，常伴血栓形成。

2. 外痔分类

静脉曲张性外痔，血栓性外痔，结缔组织性外痔（纤维化），炎性外痔。

内痔的症状与治疗有哪些

1. 血为常见症状。

2. 肿块脱出。

3. 疼痛。

4. 黏液便。

5. 瘙痒（分泌物刺激皮肤伴湿疹）。

内痔在痔的一二度之间主要保守治疗，中药坐浴，塞中药栓剂，中药洗肠，内服中药，以清热化淤为主，清热消炎抗生素等方法均可以治疗，不主张过早的手术方法处置。

手术有注射疗法、外剥内扎术、激光治疗、铜离子治疗、冷冻治疗、PPH 等，适用于病情不同的患者。

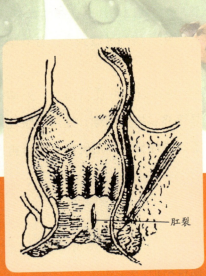

肛裂

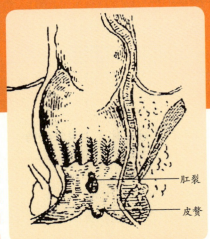

肛裂

什么是肛裂

肛裂是位于肛缘与直肠末端交界处，肛管皮肤的纵行裂开，在肛门的后正中的位置，与肛管纵行平行长 0.5～1.0 厘米，呈梭形或椭圆形。表现为肛管皮肤全层裂开，以排便时疼痛、出血为主要症状，多发于中青年患者，但也可以发生于老年人或小孩。

本症发生因素有哪些

1. 解剖学因素

肛管的前后方组织相对薄弱，以及直肠末端与肛管有一定曲度，且肛管外括约肌浅部在肛门后形成肛尾韧带，质硬，伸缩性差，在排便时肛管后方组织要承受较大的排便压力，因此这两处易受损，且后方多见于前方。

2. 肛管狭窄

先天畸形，外伤或手术所导致的肛管狭窄，在干结粪便通过时更易受损而发生肛裂。

3. 局部损伤

为肛裂形成的直接原因，慢性便秘患者多见的并发症，或肛管扩张时操作不当，人为的撕裂伤。

4. 慢性炎症

肛管周围的皮肤病，如干癣、湿癣、湿疹、尖锐性湿疣，污染肛门口处皮肤健康所致裂伤。

什么时候应该去看消化外科

什么是脱肛

脱肛也叫直肠脱垂，它可分为部分脱垂（仅仅脱出直肠黏膜）和完全脱垂（即包括肠壁的全层）两种。脱肛所造成的原因：①发育上有缺陷。②盆底支持肠壁的组织松弛无力。③长期腹压增高，如习惯性便秘、腹泻、长期咳嗽、排尿困难等。

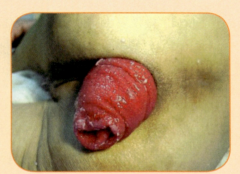

脱肛

儿童脱肛可不治而愈，老年人脱肛大多数属于支持直肠的盆底肌肉及韧带组织松弛无力，长期剧烈咳嗽，前列腺肥大致使排尿困难等原因所致。

如何治疗脱肛

患上脱肛后，在早期应卧床，绝对平卧休息，排便后脱垂的直肠涂红霉素软膏，缓缓用手扶回，复位后用"丁"字带固定包扎，及时到专科医院检查，根据医生检查意见处理，不要自行处理，如嵌顿性脱肛急症处理，千万不要拖延治疗，否则致坏死，后果严重，幼儿的脱肛不主张手术，应采用保守治疗，如加强营养，注射封闭，对小儿脱肛疗效较为满意。全程脱垂的采用手术疗法为好，如

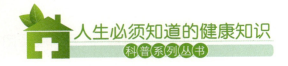

注射固定加强脱肛手术，可以补助服用一些补气的中药和强身药物，对治疗有一定的好处，如"十全大补丸、补中益气丸"等对老年体弱、营养不良性脱垂能起一定治疗作用。治愈后，平时不能过分劳累，保持肛门部清洁卫生，以防感染。同时应加强锻炼，肛提肌训练，增强肛提肌力量，少做屏气和增加腹压的动作。术后一年之内避免剧烈运动及劳动。

便秘是哪些原因引起的

1. 粪便在肠道内停留过久

每2～3天或更长时间排便一次，无规律性，粪便干燥，不易解出者称为便秘。

2. 根据便秘发生的急缓及持续时间的长短可分为急性与慢性便秘两类

（1）急性便秘由肠道梗阻，肠麻痹、急性腹膜炎、脑血管意外、急性心肌梗死、肛门周围疼痛等疾病所引起。发病较急，持续时间较短，当导致便秘的疾病痊愈后，便秘也随之解除。

（2）慢性便秘的原因比较复杂，按其发病部位可分为结肠性便秘与直肠性便秘。结肠性便秘又分为机械性、无力性和痉挛性三种。

机械性便秘由结肠内外的机械性梗阻导致，如部分性肠梗阻、降结肠肿瘤，

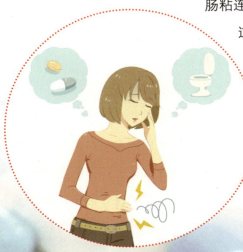

肠粘连、炎性或赘生性狭窄，肠道外疾病压迫肠道（如卵巢囊肿、子宫肌瘤、腹腔巨大肿瘤或腹水）均为机械性便秘；无力性便秘由结肠蠕动功能减弱所致，如多次妊娠、过度肥胖、年老体弱、肠麻痹，痉挛性便秘主要由于植物神经功能紊乱，致使肠道平滑肌痉挛所致，如结肠痉挛。

直肠性便秘是由于直肠黏膜感受器敏

感性减弱，导致粪便堆积与乙状结肠所致，如进食太少、水分缺乏或食物缺乏纤维素、缺乏定时解大便的习惯而影响排便反射所致的便秘等。

其他如副交感神经活动抑制的脊髓病变，铅、砷、汞和磷等中毒、肠蠕动减弱、直肠黏膜充血、炎症、肛裂、痔疮等，均可引起便秘。

对便秘的病因分析，应注意分析平时的饮食、生活和排便习惯，有无痔疮或肛裂史，是否常服润肠性泻药，与便秘伴发的症状等。中年以上患者如发生排便习惯改变，或有进行性便秘，应警惕结肠癌；急性便秘伴呕吐、腹胀、肠绞痛者应考虑肠梗阻；便秘伴慢性腹痛，有铅接触史者，可能为慢性铅中毒；便秘与腹泻交替，并伴有腹痛，常见于腹腔内结核、结肠肿瘤、慢性溃疡性结肠炎；粪块细小，分节呈羊粪状者，常为结肠痉挛或肠道易激综合征所致。便秘伴腹部包块者需注意肠梗阻、肠套叠、肠肿瘤、盆腔肿瘤、腹腔结核等。如患者便秘史较长，又无其他不适及阳性体征、年龄在中年以上者，可能是习惯性便秘。

除上述需要注意事项外，必要时可做进一步检查。肛门体检应注意有无痔疮，肛裂、肛门、括约肌有无痉挛、直肠壁有无肿瘤。直肠、乙状结肠内窥镜检查可直接窥视黏膜状态，有无炎症和肿瘤等，也可作活体组织检查以确诊。X线检查、钡剂灌肠造影有助于结肠肿瘤、巨结肠的诊断，可以酌情选用。

你了解屁与病的辨证关系吗

放屁是人体必不可缺少的生理现象。肠内细菌分类的创始人日本东京大学教授光冈知足说，在大肠内，特别是大肠到直肠这一段，居住着大约 100 种、100 万亿个细菌，这些细菌使食物容易分解。在食物分解过程中会产生有害物质，也会产生气体，这些气体集中起来排出体外就成了屁。放屁对健康大有裨益。

刚动过开腹手术者，由于手术刺激，患者肠蠕动有反射性抑制，使胃肠内气体和液体积滞，很容易引起腹胀。若腹胀时间过长，不仅增加患者痛苦，而且会造成水、电解质失常和营养不良，甚至使手术切口裂开，形成切口疝，所以患

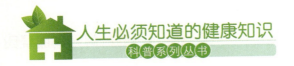

者术后应尽早放屁。若长时间不放屁，医生、亲属应让其服药或通过针灸及各种理疗手段，直至放屁为止。在医学上，屁常作为衡量胃肠功能好坏的"测试气球"。无屁或异常之屁表示体内有疾病存在。

无屁与哪些疾病有关？无屁即停止排气，且有自觉症状和体征，如有腹痛、腹胀、呕吐、便秘、肠鸣音亢进或消失、气过水声或闻及金属音等情况，可能为肠梗阻。高位肠梗阻时，患者在疾病的早期可有肛门排气或排便。

腹部手术后，如果数天内患者不放屁，则说明肠蠕动尚未很好恢复，还不能进食，需要进行相应的处理；若能频频放屁说明胃肠功能已恢复正常，患者可以进食了。

多屁与哪些疾病有关？每个人肠道内的气体数量是有差异的。即使同一个人也不是恒定不变的。当肛门排气量大大地超过平时，即为多屁。多屁可见于各种原因所致的消化不良疾病，胃炎、消化性溃疡等胃部疾病，肝胆胰疾病等，另外，多屁也可能是摄入过多的淀粉类与蛋白质类的食物（如豆类、马铃薯、蛋类），或进食时狼吞虎咽，以及习惯性吞咽动作过多，经常吞咽口水，而摄入较多的空气所造成，这些均不属病态，无需治疗。

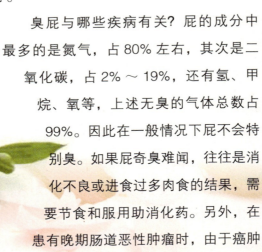

臭屁与哪些疾病有关？屁的成分中最多的是氮气，占 80% 左右，其次是二氧化碳，占 2%～19%，还有氢、甲烷、氧等，上述无臭的气体总数占 99%。因此在一般情况下屁不会特别臭。如果屁奇臭难闻，往往是消化不良或进食过多肉食的结果，需要节食和服用助消化药。另外，在患有晚期肠道恶性肿瘤时，由于癌肿组织糜烂，细菌作祟，蛋白质腐败，经肛门排出的气体也可出现腐臭样奇臭，或者是消化道出血时，血液在肠道内滞积，或肠道内发生炎症时（如菌痢、阿米巴痢疾、溃疡性结肠炎、出血性小肠炎），肛门所排出的气体，因细菌的分解往往比较腥臭。

此外，臭屁还可能是进食大蒜、洋葱和韭菜等含有刺激性气味食物引起，这不是病态，可不必担心。

腹泻可能是哪些疾病引起的

1.凡大便次数增多，粪便稀薄或含有黏液、脓血者称为腹泻。腹泻的病因很多，可根据病变部位和致病原因将其分为胃源性、肠源性、胰源性腹泻、内分泌性4种。

（1）胃源性腹泻。如胃酸缺乏症、慢性萎缩性胃炎、晚期胃癌等疾病，可因胃酸缺乏而致腹泻；胃切除后胃内容物进入肠腔过速，食物未经充分消化，也可发生腹泻。

（2）肠源性腹泻。此类腹泻最为常见，致病原因有：①肠道感染。多为细菌、寄生虫、病毒感染所致，如慢性细菌性痢疾、慢性阿米巴痢疾、食物中毒、肠结核、伤寒、副伤寒、霍乱、副霍乱。②肠道炎症性病变，如溃疡性结肠炎、慢性局限性肠炎、结肠憩室炎。③肠道肿瘤，如结肠肿瘤、直肠癌、小肠多发性淋巴瘤、肠息肉。④吸收障碍，如肠系膜淋巴结核、门静脉高压症、慢性充血性心力衰竭等导致肠道吸收障碍时，可引起腹泻。⑤其他疾患，如肠道过敏、过敏性紫癜可因过敏而致腹泻；肠道易激综合征、情绪性腹泻等，可因神经功能失调致腹泻；砷、汞、磷等中毒，尿毒症时尿素等代谢产物也可因中毒而致腹泻。

（3）胰源性腹泻。常因胰腺消化酶分泌不足而引起，如慢性胰腺炎、胰腺癌。

（4）内分泌性腹泻。如甲状腺功能亢进、肾上腺功能减退、糖尿病，均可因内分泌功能的失常而导致腹泻。

此外，重症肝病、阻塞性黄疸或饮食不当均可引起消化不良性腹泻。

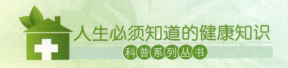

2.腹泻需做哪些方面的检查

腹泻的病因诊断要依靠详细的病史、体格检查、粪便化验和必要的特殊检查。

（1）粪便的性状。小肠病变所致的腹泻，粪便多为稀薄或水样便；结肠病变所致的腹泻，粪便多呈糊状；含有脓血和黏液的腹泻，同时伴有里急后重者，常见于细菌性痢疾，阿米巴痢疾、乙状结肠或直肠癌、非特异型溃疡性结肠炎等；粪便呈酱红色或血水样，含有脓血小块，量较多且有恶臭，为急性阿米巴痢疾的特点；粪便量多，恶臭异常，呈灰白色油脂状，为脂肪消化及吸收障碍所致的腹泻。

（2）伴随症状。伴随症状有利于腹泻的诊断，如急性腹泻伴有发热等全身症状，大多表示肠道细菌感染、食物中毒、沙门菌感染；慢性腹泻伴发热者，常见于慢性痢疾、血吸虫病、肠结核或结肠癌等，腹泻伴有脐周疼痛，病变多在小肠；腹泻伴局限性左侧或右侧腹痛，可分别由右侧结肠或乙状结肠、直肠病变所致；腹泻严重，伴剧烈呕吐、发热，严重脱水，粪便呈米泔水样，病情凶险者，应想到霍乱和副霍乱。

（3）实验室检查。粪便检验对腹泻的诊断有很大帮助。送检的粪便要新鲜，最好挑拣有黏液或脓血的部分。疑难病例常须反复多次作粪便检查，包括便常规、虫卵孵化、细菌培养等，必要时可作X线胃肠检查，内窥镜检查等。

肛门瘙痒症有哪几种情况

肛门瘙痒症就是没有发疹、水疱、肿胀等其他症状，只有痒的感觉。经常瘙痒，会使皮肤处留下挠痕，如果不慎，损伤皮肤，引起细菌感染，而变成湿疹。其分为两种。

（1）速发性瘙痒症：全身都会发生，开始时，只有一个部位感到痒，然后扩展至遍布全身。这是上了年纪的人最容易出现的一种现象。

（2）局部性瘙痒症：是指身体某一部分的瘙痒症。多发生在肛门周围、头、背部和外阴部。

腹部手术
注意事项

手术前须知

手术有风险吗

外科手术已经有了上千年的历史。但是，真正称得上安全的手术，也就百余年。自从 19 世纪中叶以来，出现了现代麻醉技术，抗生素，无菌技术，输血，输液等，手术的成功率大大提高。随着医学不断的进步，各项技术不断地完善，目前，常见的各种腹部手术已经相当安全，比如，阑尾切除术、疝手术，基本不会因为手术原因造成死亡。肝脏、胰腺这样的大手术也可以用在 80 多岁的老年人，这在以前都是不能想象的。但是，手术还是有潜在风险的。这是因为，第一，相同的疾病，有时候，严重程度也相差很大，比如，同样是胆囊炎，有的患者炎症很轻，手术就容易许多。有的炎症很重，手术就困难、复杂。第二，手术医生的经验也有差别。第三，目前医学还有许许多多未知的领域，手术及恢复过程中，可能出现一些意外情况，使得手术后出现各种各样的并发症，甚至死亡。不过这些问题，还是控制在很小范围内。外科医生仍然在不断地向医学禁区和极限挑战。

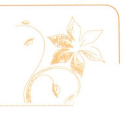

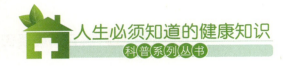
什么是手术适应证，什么是手术禁忌证

手术的适应证，通俗地讲就是需要不需要手术，或者说，是不是到了需要手术治疗的时候。每一种外科疾病都有手术的适应证的范围，是医学界根据过去的经验已经界定好的。医生的任务就是判断患者是否在这个范围里。如果在这个范围内，就可以手术；如果不在，就不需要手术。

手术禁忌证，指患者能不能经受住手术的打击。这在医学界是有标准的。如果给这种患者做手术，手术后死亡的可能性会非常大，甚至肯定死亡。所以，如果患者不能耐受手术，有手术禁忌证。这样的患者是不能手术的。通常的手术禁忌证包括严重的营养不良，心脏功能衰竭，肺功能衰竭，肾功能衰竭，凝血功能功能不好等。特殊的患者，还有相应的手术禁忌证。

全面检查后才能手术不会耽误病情吗

手术前的检查是非常必要的，这是因为有些疾病对手术影响很大，甚至可能直接导致死亡。有些病，在平时可能没有明显的表现，不被察觉，只有通过检查才能发现。例如，有一位年轻人，平时身体很好，有一天得了急性阑尾炎，需要手术，手术前检查血，诊断有血友病。幸亏手术前发现，并且作了及时治疗，手术才得以顺利完成。如果没有做术前检查，就无法发现血友病，贸然手术，可能就会遭遇无法控制的大出血。这样的例子不胜枚举。所以，即使平时健康，手术前也必须要做好有关的检查，才能手术。这样做只会增加手术安全，不会延误治疗。

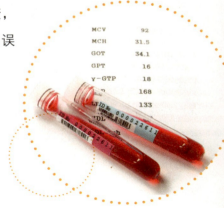

一定要抽许多血检查吗

患者入院后，会经常抽血化验，检查肝功能、肾功能、凝血功能等。有些人就不理解，有这个必要吗？常有人说，我没有不舒服，没

有病。其实有些病在早期是没有症状的，只有做相关的检查才能诊断出来。比如肝炎和糖尿病，许多人都是在手术前检查才发现的。另外，医生也需要知道这些化验结果，根据不同的结果，采用不同的手术前准备和治疗方案。

有些手术前为什么一定要插胃管和导尿管

插这两种管子主要用于比较大的手术，或者时间比较长的手术。

胃管主要是为了抽出胃内的气体和液体。手术前插胃管，是把胃里面东西抽空，便于医生手术操作。同时，也能避免手术中间发生呕吐，因为麻醉时一旦呕吐，容易引起窒息，造成意外。手术后继续保留胃管，可以减轻腹胀，便于胃和肠管的恢复。不过，也会给患者带来不适，比如恶心、烧心等。

导尿管是用来排空膀胱里的尿液。手术前插尿管，主要是为了避免手术中尿潴留，损害患者身体。因为麻醉的时候，患者不能自行排尿，如果手术时间长，尿液过多憋在膀胱里，会造成严重的尿潴留，给患者带来身心痛苦。

手术前作为患者应该做哪些准备

为了保证手术的安全和顺利进行，作为患者也需要做一些准备。①如实告诉医生疾病的情况，越详细越好。特别是有没有其他的疾病，比如心脏病、糖尿病、脑梗死、青光眼，现在吃什么药，比如阿司匹林、利血平等，有没有药物过敏，以前做过什么手术等。②住院后要立即停止吸烟，不然手术后会出现呼吸道炎症甚至感染。③遵照医生的安排及时完成手术前的检查。④需要患者本人或者家属手术签字。⑤一般来说，手术前 12 小时内不能吃饭喝水，或者详细询问主治医生及护士。⑥手术前需要洗澡，特别是肚脐的清洁，也要注意避免受凉感冒。

手术前为什么不能吃饭和喝水

如果手术需要全身麻醉或者连续硬膜外麻醉，手术前就需要禁食、禁水 6 小时以上。如果是局部麻醉，就没有这个要求。这是因为，在全身麻醉或者连续

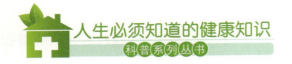

硬膜外麻醉时，有时会因为手术过程中，手术医生牵拉内脏时，造成患者呕吐。如果胃内没有食物，患者只是干呕，但是如果胃内有食物或者液体，呕吐时会造成窒息，威胁生命。但为什么要禁食、禁水 6 小时以上？这主要和食物从胃内排空的时间有关系。通常，食物从胃的排空时间大约是 3 小时，排空时间和食物的种类有关，比如固体食物排空的时间比较长一些，液体食物，排空的时间就短。为安全起见，一般要求就要求手术前禁食、禁水 6 小时以上。

手术前为什么要签字，是不是医生要推卸责任

手术是一种有潜在风险的治疗手段。也就是说，在手术期间，包括麻醉，可能会由于种种原因，出现各种各样的意外情况，甚至可能手术失败，手术后也有可能出现一些后遗症或并发症。比如说，阑尾切除术，虽然手术不大，但是，手术后也可能会出现伤口感染，肠粘连，甚至肠梗阻。手术越大，病情越重，这些风险就越高。所以，在手术前，需要详细地向患者和患者家属讲清楚，让他们了解这些风险。手术签字表明，患者以及家属已经知道了这些风险，也愿意承担

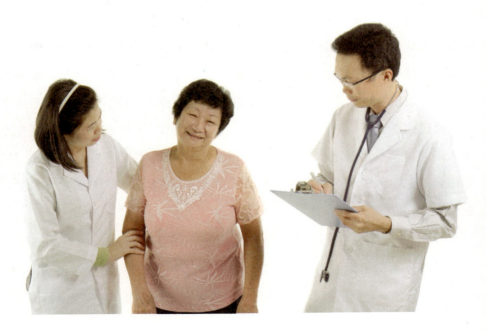

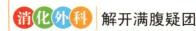
这些风险。这样对手术就会有比较客观的认识，就能够更好地主动配合治疗。作为医生，更需要了解这些风险，尽职尽责地完成好医疗工作，尽可能把这些风险降低到最低水平。

应该如何了解手术的风险

有一位患者因为急性阑尾炎，需要紧急手术，当大夫向患者的家属介绍手术的风险时，家属表示，这是小手术，没有事情的，不会有危险。持这样看法的患者和家属不在少数。这一方面说明大众对医学界的信任，但也看出对医学，特别是手术，还有误区。外科手术经过上百年的完善，以前的许多禁区不断被打破，手术已经变得相当安全。但是，手术作为一种有创伤的治疗方法，其中，切开和缝合是最常用的手术技术。在这个过程中，就有可能损伤正常的组织甚至脏器。在愈合过程中，由于种种原因，有些患者的组织愈合困难，甚至不愈合，由此引发各种灾难性的后果。其他，比如手术后的感染、手术的打击造成患者的重要脏器功能异常等一系列严重的问题，目前还没有完全解决。所以，我们说，手术是有风险的。不同的手术，风险也有所不同，而且不同的疾病，不同的身体状况，对手术的恢复都有很大影响。如果你想详细了解手术的风险，最好的办法是和你的手术医生当面沟通有关的问题。另外，有关的图书、网站也有助于了解特定手术的风险。

心脏不好，能手术吗

这要看心脏的功能达到什么程度。简单地说，如果能够上楼梯，基本可以耐受手术，如果在床上都不能躺平，手术的风险就太大了，很容易出现心脏问题，甚至死亡。如果最近有心肌梗死发作，不到万不得已，最好不要手术，手术可能会致命。

慢性肾功能衰竭还能做胆囊手术吗

肾功能衰竭，手术耐受性比较差，主要是麻药排泄不好，容易出事。另外，

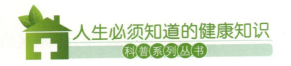

手术造成的损伤，产生的有毒物不能及时排出体外，造成身体中毒，也就是尿毒症。好在现在有透析手段，能够纠正肾功能。而且，胆囊切除术时间比较短，一般还能耐受，如果一定需要做这种手术。一定要做好透析准备，才能手术。

发烧能手术吗

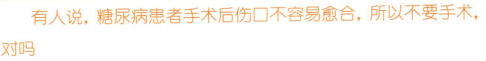

一般来说，发烧不适合手术，因为发烧常常是感冒或者胃肠炎的表现，此时患者抵抗力下降，手术会加重病情。但是，如果患者的疾病本身就会有发烧，比如急性阑尾炎、急性胆囊炎，不手术就不会退烧，此时是需要及时手术切除病灶的。

有人说，糖尿病患者手术后伤口不容易愈合，所以不要手术，对吗

糖尿病是目前的常见疾病。这些患者，如果血糖控制得不好，会影响身体的抵抗力，影响组织的生长。所以这些患者如果手术，比正常人切口愈合能力差一些。但是，随着糖尿病治疗的进步，许多患者的血糖可以得到良好的控制，而且，手术中和手术后，血糖的控制也有很好的有效方法，能够保证患者的血糖保持在合适的水平。此时，对切口的愈合影响不大，这些患者可以顺利恢复。所以，如果需要手术，糖尿病患者也不用担心，一般不会有大问题。

为什么医生总是说手术前不能吸烟

有些老烟民，住院后还是不忘吸烟，殊不知，这样对手术后的恢复非常有害。吸烟会对呼吸道造成损害，痰液增加，影响呼吸。手术后，由于麻醉，手术后伤口疼痛，患者咳痰能力减弱，如果手术前吸烟，更容易引发咳嗽，加重伤口剧痛，甚至痰液阻塞气管造成缺氧，危及生命。所以，手术前2周要禁烟。

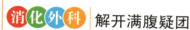

手术前为什么要洗澡

手术前洗澡是为了保持身体的清洁，便于手术中消毒，减少手术后切口的感染机会。通常手术前晚上，应该彻底地洗澡，特别是把手术的区域皮肤洗得干干净净。洗澡时肚脐常常被忽视，应该仔细清洗此处。当然，要注意不要受凉感冒。体质虚弱的患者，就不要强求洗澡，可以仅仅将手术区域擦拭干净，也可以达到效果。

什么是备皮

备皮是医学用语，是指手术部位皮肤的清洁。备皮是减少伤口感染的重要方法。备皮通常包括两部分，一是去除手术区域的毛发，有些人毛发发达，更是需要仔细剃除。二是清洗手术部位的皮肤，尤其是比较隐蔽的部位，比如脐部。常常碰到的是，其他地方都干净，就是脐部没有清洁好。不过，在清洁的过程中，注意不要划伤皮肤。

是不是半身麻醉好？为什么一定要全身麻醉

老百姓俗称的半身麻醉，医学上称为连续硬膜外麻醉，是手术的区域麻醉，没有痛感，而神智清楚。全身麻醉是指用药后患者"睡着"了，什么都不知道。这两种麻醉有不同的使用范围，比如阑尾切除一般用半身麻醉，胃切除一般用全身麻醉。所以说不上谁比谁更好。需要医生根据病情和手术方式来选定。

有心脏病和高血压，手术前还需要吃药吗

有心脏病，平时一直吃药的患者，特别是高血压，手术前仍然需要继续吃药，这样才能维持好心脏健康和血压正常，手术当日早晨也不能停药。当然，具体情况，还需要遵照手术医生的医嘱。

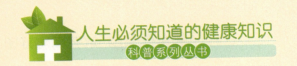

平时一直吃阿司匹林，手术前需要停药吗

有许多老年人，经常服用阿司匹林，但是在手术前是需要停药的。因为，阿司匹林对凝血功能有影响，容易造成出血，所以手术前一般要求停药5～7天。

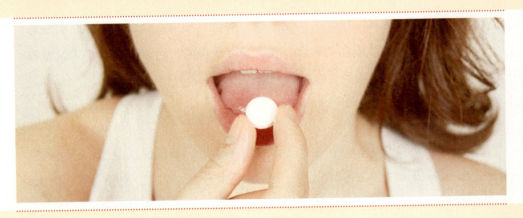

脾脏切除后对人体有什么影响

脾脏是身体重要的免疫器官。有些情况下需要切除脾脏，比如脾破裂、脾肿大脾功能亢进，以及脾肿瘤等。脾脏切除后主要是免疫功能会受到影响，容易出现感染，有时还很严重，表现为暴发性感染。另外脾脏还担负着清除发育不好的血液细胞的功能，脾脏切除后，这些发育不好的血液细胞直接进入血液，使得血液中血细胞数量明显增加，血液变的黏稠，容易出现血栓。

手术后须知

手术后通常要注意哪些事项

手术无论大小，对于患者都是创伤，生理和心理都会有很大变化。面对这些变化，作为患者，首先要从心理上树立战胜疾病的信心，充分信任医务人员的工作。由于大多数患者都是第一次手术，必然会有不同程度的恐惧感，对各种不

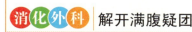

适的症状产生焦虑，想知道这些症状是不是正常的反应。

手术后最常见的就是切口疼痛，尤其是咳嗽时疼痛更加严重。手术后前3天，切口疼痛最重，以后就会逐日减轻。通常，手术后前3天，医生会使用止痛药减轻疼痛。发热也是手术后常见的症状，手术后前3天，一般都会有轻到中度的发热，这是正常现象，是由于手术后坏死组织吸收引起，一般不需要处理。如果体温高于38.5℃，需要降温治疗。不少手术中会插尿管，手术结束后再拔除，由于尿管会刺激膀胱，拔除后排尿时会感到尿路疼痛，一般3天后就会缓解。如果插了胃管，也会刺激咽部，出现恶心、痰多、疼痛等不适，拔除胃管后就会缓解，不用担心。如果放置了腹腔引流管，起身或下地时，要注意保护好，不要意外拔出。手术后，如果没有特别的要求，通常鼓励早日下地活动，这样一方面可以改善肺的功能，还能促进肠蠕动，减少肠粘连。全麻后的患者，特别是放置了胃管后，感到咽部有黏稠的痰，需要咳出，防止影响呼吸，以免造成呼吸道感染。咳痰时会引起切口剧痛，但仍需要尽力咳出。

什么时候应该去看消化外科

手术后，躺在床上一动不动，这样对吗

手术后，由于疲劳和手术的消耗，会感到浑身无力，不想动。有些患者，手术后害怕影响切口愈合，不敢活动。其实，不需要有这些顾虑。手术后在床上不动，最可怕的害处就是容易发生静脉血栓，严重时可导致肺栓塞，造成死亡。如果没有特殊要求，手术后需要早期、适当的活动。适当地活动有以下好处：①增强康复的信心。②促进肠蠕动恢复。③增强呼吸功能。④减少或预防下肢静脉血栓。为什么说是适当地活动？因为，每个人手术类型不同，身体情况不同，疾病种类也不同，活动的程度也就有所不同。身体条件好的，可以早日下地活动。身体条件差的，可以先在床上活动，比如翻身、活动四肢，身体条件改善后，再下床活动。总之，要因人而异，根据自己的体力，决定活动的程度，但是一定要活动，争取早日下床活动。

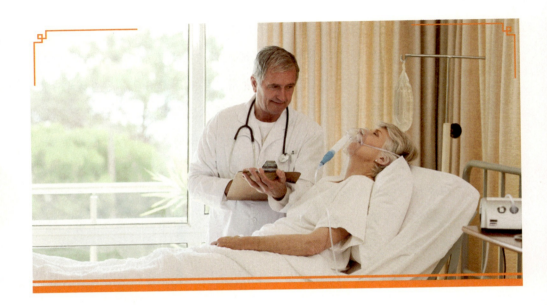

手术后肚子为什么胀得难受

平时，人体的肠道不断地蠕动，将肠腔内气体推送到肛门，排出体外。腹部手术后，胃肠道受到手术刺激，失去蠕动能力，不能将肠道内的气体排出，气体积聚在肠腔造成肠道胀气，这时感觉就是腹胀。这是手术后正常的恢复过程，一般来说，手术后3天，肠道蠕动开始恢复，出现肛门排气，逐渐地腹胀就缓解了。

有人说手术后发热是正常的，对吗

手术后，常常都会发热，一般持续3天左右。这种现象称为手术后吸收热。这是由于手术中分离、切割、缝合内脏组织后，坏死的物质吸收入血，引起发热。这种现象自己会消失，不用紧张。

手术后胃管有黑色或者红色的液体是不是很危险

手术后，患者胃管内常常有些黑色或者淡红色胃液，家属和患者比较紧张，害怕大出血。胃肠道手术的吻合口，手术后常常会有些渗血，一到两天后常常就停止了。另外，由于胃黏膜很娇嫩，胃管接触到胃黏膜后，会造成微小的划伤，胃液里出现淡红的丝条状黏液，这都是正常的。如果胃管里出现100毫升以上的鲜红的血液，就需要引起注意，提示可能有持续的胃出血。

听医生说，手术后身体里会有许多线头，这样有问题吗

手术中由于需要止血、缝合肠管和切口等，会在体内遗留许多线头，这是手术必需的。随着科技的发展，缝合线的种类和质量已经有了极大的提高，和以往不能同日而语。目前外科常用的缝合线有丝线、尼龙线、人工合成的可吸收线等。各种缝合线有着不同的用途。比如，缝合肠管常采用可吸收线，缝合切口和止血常采用丝线，缝合血管可使用血管缝合线。

留在体腔内的线头一般不会对人体产生明显不利影响。留在皮下的缝线，有时可以被触摸到，为小结节状。但在腹壁切口处的缝线，有时会由于机体的排异反应，不断从切口处排出，被称为排线反应，这属于正常现象。一旦出现排线反应，可能持续时间较长，往往要数月，甚至半年，才能将线头排干净。

有些腹部手术后
为什么要在监护病房进行心电、血压监测

通常，以下几种情况需要在监护室渡过手术后最初几天：①病情重的患者。比如严重的腹部外伤实施手术后的患者，需要在监护室严密监护。②年龄大，身体情况不太好的患者。这些患者往往有高血压病、冠心病、糖尿病、肺部慢性炎症等，手术后需要在监护室监护，这样便于及时发现病情的变化，随时调整治疗。③大型手术，比如肝移植手术、胰十二指肠切除手术、腹部肿瘤切除手术等，这些手术范围大，对患者创伤重，手术并发症多，身体功能的变化比较明显，需要在监护室由专业医护人员严密观察各个重要脏器的变化，随时调整，使身体时刻保持正常功能状态，利于恢复。

在监护室的时间是根据病情的恢复程度而定的，如果心肺功能稳定，无需特殊的仪器完成人工辅助治疗，一般就可回到普通病房。

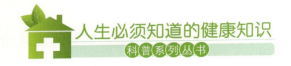
监护仪上面的数字和图形都代表了什么

临床上常用的监护仪又称为心电监护仪，是用来监测心脏和肺功能，有些还能监测体温变化。心脏的监测指标有心电图，它是以图形直观显示心脏的功能变化，还有脉搏、血压，这两种指标是以数字表示。正常的脉搏是在 60 ～ 90 次 / 分钟，正常血压值是 12.2 ～ 18.7/8.0 ～ 12.0 千帕（90 ～ 140/60 ～ 90 毫米汞柱）。一般监护仪都设定了正常值的报警线，如果指标异常，仪器就会发出报警声。呼吸的监测指标有两项，一是呼吸次数，

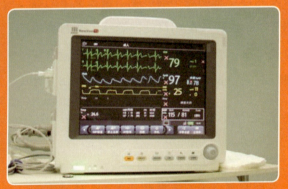

正常小于 24 次 / 分钟。大于就称为呼吸急促，或呼吸困难，需要引起注意了。另一指标是氧饱和度，反映身体血液中的含氧量，低于 90，需要注意，可能有缺氧。

心电监护仪

出现麻醉过后的疼痛怎么办

开腹手术后，随着麻药作用的消失，手术刀口部位会有不同程度的疼痛。疼痛的程度和手术切口大小有关系。切口越大，手术后的疼痛一般就越严重，而且，主要在腹部用力时，比如说，咳嗽、排尿、起身、转身，以及下床时，疼痛最为明显。这些都是手术后的正常表现。通常，手术后第一天，切口疼痛最为明显，此时可以用止痛药或止痛泵减轻疼痛。手术后第二天起，疼痛会逐渐减轻，大多数患者可以不用止痛药物。手术第五天以后，切口的疼痛会明显减轻，不再影响日常的生活。但是，切口轻微的疼痛还会持续数月，这主要与切口愈合过程中产生的瘢痕有关系，只要没有切口感染，就不用过分在意。

全身麻醉手术后眼睛为什么有热痛感

现在国内许多医院，全麻手术过程中，为了避免手术中眼睛受伤，会在眼中滴一些眼药，并用无菌的贴膜盖住双眼。当麻醉过后清醒时，再去掉贴膜。有些患者清醒后会感到眼睛里有东西，还有一些患者会感到眼睛发热，甚至有些轻微疼痛，这都是由眼药引起的，一般手术后1～2天会自然消失，不用担心。

输液有时为什么非常痛

什么时候应该去看消化外科

输液时产生的疼痛，主要和输液针、输液的速度以及输的液体有关系。输液针固定不好时，会在输液针穿刺的地方引起剧烈烧灼样疼痛，此时可以重新固定针头，疼痛就能缓解。输液快的时候，也会感到输液部位疼痛，此时可以调节输液的速度，减轻疼痛。另外有药物，可以刺激血管产生疼痛，最常见的就是氯化钾。氯化钾是输液时最常使用的药物，许多患者在输此药时，都会感到输液部位的疼痛，有些患者甚至不能忍受。这时可以减慢输液速度，减轻疼痛。最后，输液外渗也会产生疼痛，此时，输液部位会肿起来，发现有这样的现象，赶紧叫护士检查，并重新输液。

为什么手术后肠道排通气非常重要

有些初次到普通外科的患者，会发现这里的医生总是喜欢问患者排气了没有。这是有道理的。我们人体的胃肠道，手术以后是不是恢复了功能，主要有两方面的表现，一个是用听诊器听肠管的肠鸣音恢复了没有，另外就是有没有排气或者排大便。肠功能恢复，就可以开始进食了。所以有没有排气是很重要的根据。不过，也有些患者，还没有排气医生就通知可以吃饭了，这又是为什么？这是因为，这些患者手术没有切除肠管，手术也不大，比如说胆囊切除术，简单的阑尾切除术等，预计可以顺利恢复，所以早些吃饭不会造成不良的后果，相反还能促进肠管的恢复。

手术后没有吃饭，为什么还会有大便

有些患者会问，手术后一直都没有吃饭，医生还问大便了没有。真奇怪，没有吃饭怎么会有大便。其实，人体大便的形成除了食物以外，还有未吸收的消化液，以及脱落的代谢组织。当然，还有些大便是以前残留在肠道的排泄物。所以，即使手术后短期不进食，也有可能有大便排出。手术后观察排气排便，是医生了解手术后胃肠道功能是否恢复的重要参考，是非常重要的根据，所以医生会经常询问这个问题，作为患者，也要注意排便排气的时间和次数，以及大便的外观情况。

手术过后为什么要尽早下地活动

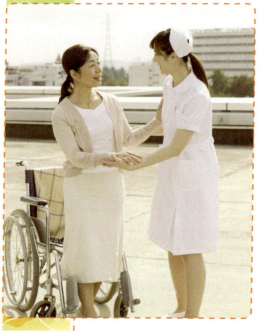

手术后起床活动的时间，因人而异。比如体质弱的患者，下床困难，可以等感觉好一些后再说。但是一般来说，越早下床越好，甚至麻醉完全恢复后即可开始下地活动。早期下床活动有以下好处：①通过下地活动，可以改善呼吸功能，减少呼吸道发生感染的机会。②可以促进肠蠕动，促进肠功能的早期恢复，这样就能较早开始吃饭。③减少腹腔粘连，减少以后发生粘连性肠梗阻的可能性。④恢复体力，特别是恢复腿部的力量。

⑤通过下地活动，可以增强康复的信心，更好地配合手术后的治疗。

手术过后咳嗽，会感觉伤口钻心的疼痛，应该怎么办

　　腹部手术的切口可以产生不同程度的疼痛，切口越大，疼痛就越严重。所以往往患者都不愿意活动身体，甚至不愿意讲话，以减轻疼痛。手术后使用止痛药物，可以明显减轻伤口的疼痛。只用药物目前有许多种，有口服的，也有肌肉注射的。腹部手术后的止痛，通常使用强痛定，或者如哌替啶（杜冷丁）。有些患者担心使用止痛药物会导致成瘾，其实没有必要，手术后短期使用止痛药物，不会成瘾。另外，近年来，越来越多的医院使用止痛泵，缓解手术后的切口疼痛。

为什么手术后还要在身体里放许多导管

　　有许多腹部手术，术后需要放置引流管。引流管是非常重要的治疗手段。放引流管主要有以下几种原因：①胆道手术，如果实施了胆总管切开手术，需要放置胆管引流管，这些引流管一般要放2周以上，没有异常后才能拔除。②腹部大的手术，需要在手术的区域放置腹腔引流管，将手术床面的渗出液引出腹腔，以免液体积存，引起感染。这些引流管根据每个人的具体情况，拔管时间各有不同，一般手术后3天内就可以拔除。③腹腔内有严重的感染，或者脓肿，清除病变后放引流管便于将剩余脓液引流干净。④病变复杂，手术困难，手术后在手术区域放置引流管观察局部恢复过程。⑤消化道瘘，比如肠瘘、胆瘘、胰瘘，需要放置引流管，将漏出的消化液引出体外，这样才能防止发生腹腔感染、肠粘连和肠梗阻。等到瘘口长好以后，再拔出引流管，一般来说，时间比较长。

手术过后觉得小便很困难，应该怎么办

　　手术后最初几天，经常会有排尿困难，也就是尿不出尿。如果手术后精神紧张，老年患者，半身麻醉，以及平时就有前列腺肥大，更容易出现。在手术后

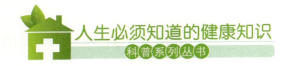
6 小时以内出现排尿困难时，由于此时还不能下地，需要在床上小便，可以用热毛巾，敷在小腹上，或者按摩小腹。或者旁边的陪护往盆里慢慢倒水，通过倒水产生的水流声让患者产生尿意。如果病情允许，也可以下地去厕所小便，有些患者是由于手术后不习惯在床上小便，再加手术后精神紧张，出现了排尿困难。经过这些方法，还是不能见效，而且小腹憋胀得非常厉害，就只能由医生插导尿管。如果平时就有严重的前列腺肥大，手术后往往需要导尿，才能排除小便。

为什么手术过后会觉得后背痛

有些患者手术后，浑身疲惫，昏昏沉沉，睡的时间较长，醒后除了手术切口疼痛外，还感到背部疼痛。其实，这种背痛不重要，是由于长时间背部受压所致。通过翻身、背部按摩，大多数患者，背痛很快就能缓解。

手术后的饮食要注意些什么

经常有患者问，有些食物是"发物"，比如海鲜、狗肉、羊肉等，吃了以后会不会引起伤口感染？手术后是不是不能食用？按照中医的说法，所谓发物是指可以引起或加重某些疾病的食物。当然也有些食物可以引起皮肤毛囊感染。但是从西医角度，手术后只是根据手术类型的不同，选择全流食、半流食或普通饮食，至于食物的种类没有明显的禁忌。也就是说，只要不过敏，可以吃狗肉、羊肉，等到饮食恢复正常后，也可以吃一些刺激性食物，如大蒜、辣椒。如果对某

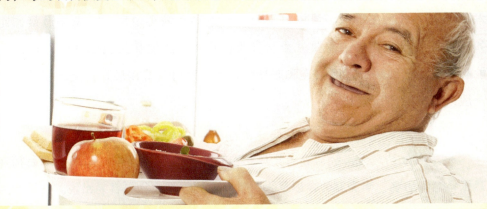

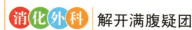

种食物过敏，无论什么时候都应该避免食用。不过，手术后 2～3 周内，由于胃肠消化吸收能力还未完全恢复正常，吃一些容易消化的食物更好。太油腻的食物不利于消化，最好吃一些清淡食物，比如蔬菜、水果、粥等。

为什么手术伤口愈合一段时间后还会觉得疼痛

这是因为手术后的伤口愈合是通过瘢痕组织实现的。在愈合早期，瘢痕组织还处于增生肿胀的阶段。在这个时期，从外观可以看到，伤口颜色很深，瘢痕很大，发硬，还高出皮肤，此时瘢痕中的神经组织还未发育完全，对周围的刺激很敏感，特别是伤口组织中释放出来的一些化学物质具有刺激疼痛的作用。而且，对周围的环境变化也比较敏感，遇到环境的改变，特别是温度、牵拉等刺激，迅速释放化学物质。其实这也是生物的自我保护机制，这样就出现了疼痛的感觉。当瘢痕组织成熟后，对周围的刺激不敏感，疼痛就会减少了，一般是手术后半年以后，此时可见到瘢痕组织变软，发白，不仔细看，几乎分辨不出。

手术过后一般多长时间可以拆线

手术后拆线时间要依据手术的部位以及患者的身体情况而定。一般来说，头部、面部和颈部手术的拆线时间为手术后 5 天，胸部手术拆线时间为手术后 7 天左右，腹部手术后拆线时间为手术后 7～8 天，胳膊和腿的手术切口拆线时间为 2 周左右。如果患者营养不好，或者有糖尿病，拆线时间需要延长一些时间。必要时甚至需要分两次拆线，以免出现拆线后切口裂开。拆线时一般仅有轻微疼痛，不需要打麻药。拆线后并不是说伤口完全愈合了，此时仅仅是初步愈合，如果用力撑切口，很容易裂开。所以，这段时间还需要保护好伤口，避免过度活动，特别是腹部手术后，即使是拆线了，也要注意不能使劲咳嗽，不能用力大便，不能用力小便，以免切口裂开。但是，是不是说，拆线时间越晚越好？这倒也不是，拆线时间过晚，缝线刺激针眼容易发炎，甚至切口感染，反而不利于切口愈合，还会影响美观。

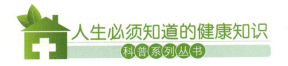
为什么腹壁引流管处的伤口愈合得要慢一些

许多腹部手术后都会放引流管。这些管子少则放上1～2天，多则放很长时间。放的时间越长，管子周围的皮肤就会被磨损发炎的越重，拔出后，引流口愈合的时间就越长。所以患者会发现，切口拆线时已经长得很好了，但是，引流管口的皮肤还没有长好。

手术后腹水从引流管口流出，衣服都湿透了，该怎么办

有些腹部手术后出现了腹水，从引流管周围不停地渗出，患者和家属非常紧张，其实这是正常的现象。由于引流管硬，周围组织柔软，之间必然有间隙；而且，腹腔内的压力，也将腹水挤出体外。这样，腹腔内的腹水自然能够从这个间隙出来。如果流的腹水太多，不好护理，可以将引流口的皮肤再缝合一针收紧引流口，这样流出的腹水会少一些。拔除引流管后，一般都需要将引流口缝合，以免流个不停。

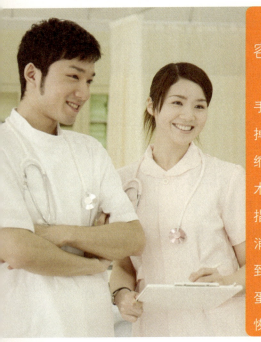

手术过后一段时间了为什么会感觉容易疲劳

手术也是一种创伤，所以，在手术过程中及手术后的一段时间里，身体中的许多成分被消耗掉了，主要是蛋白质，最为明显的是四肢肌肉萎缩、无力。消耗的程度和手术的大小有关系，手术越大，消耗越大，老百姓经常讲手术伤了元气，指的就是这个。由于身体的消耗，特别是肌肉的消耗，会感到浑身无力、困倦，稍微活动，就感到乏力。随着体内不断吸收营养，不断合成新的蛋白质，再辅以功能锻炼，全身的肌肉组织逐渐恢复到以前水平，体力也就同时恢复了。

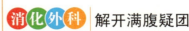

手术过后如何通过饮食进补以促进病体康复

手术后饮食是非常重要的，吃的不对，反而适得其反。吃饭的种类是根据手术的方法，手术后恢复的程度，患者的体质而定。手术后的早期，一般吃一些容易消化的食物，这是因为，在这个阶段，胃肠道的功能还没有完全恢复，对食物消化的能力还不够好，一旦消化不良，就会出现腹胀、难受，甚至呕吐，所以在这个阶段最好吃一些米粥、蔬菜、肉汤，味道清淡一些。手术1周以后，胃肠道的功能基本恢复，这时候可以增加肉类食物，最好是瘦肉，比如鸡肉、猪里脊、牛肉，这样可以加快身体蛋白质的合成，加速身体体力的恢复。有些患者热衷于吃人参、燕窝等，认为这些东西可以大补，其实这是误解，身体最为需要的营养物质还是肉类、蔬菜、大米白面类食物。它们就像是盖房子用的钢筋水泥，只有这些东西充足了，才能盖起高楼，对人体而言，只有营养物质足够时，身体才能得到修复。

手术过后多长时间才能洗澡

通常，手术拆线2周后洗澡比较合适。有人会问，拆线后为什么不能马上洗澡？这是因为，拆线后，伤口还有细小的缝隙，洗澡水可以渗入伤口造成污染，甚至伤口感染。而且，洗澡时用力揉搓，会使伤口裂开。拆线2周后，伤口一般就比较牢靠了，洗澡水不会渗入伤口，不过还是不要太用力在伤口上或者伤口周围揉搓，以免不舒服。

伤口愈合后为什么会变成粉红色

伤口是通过瘢痕来愈合的，瘢痕组织就像是强力胶，将伤口紧紧拉在一起。瘢痕也像其他生物一样，有发育期和成熟期。在瘢痕早期，生长活跃，内部有丰富的血管，所以外表红色，并且高于周围皮肤。当进入成熟期时，瘢痕内部生长缓慢，血管组织逐渐萎缩，所以，此时，看起来瘢痕成为白色，摸起来比较软，和周围皮肤一样平。

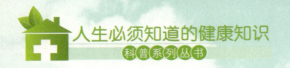
除伤口麻木、发硬外还会出现哪些伤口症状

手术中会切断经过切口的神经，这没有大碍。不过，由于这些神经都是主管皮肤感觉的，所以会感到手术区域麻木，这都是正常现象，通常半年后，麻木的感觉会减轻，甚至消失。时间长短和每个人的神经愈合速度有关系，愈合速度越快，麻木感觉消失地越快。另外，抚摸切口还会感到发硬，这是由于切口的瘢痕缘故，手术后早期瘢痕还在生长，此时瘢痕硬、而且发红，半年甚至一年后，瘢痕成熟了，就会变软，变成白色，这都是正常的伤口愈合过程。手术后一周左右，许多患者会感到伤口发痒，有时候难以忍受。这也是愈合过程中的正常现象，这主要是由于切口愈合过程中，切口处会释放出一些化学物质，促进伤口生长，但是也会刺激神经感到发痒，当伤口愈合牢靠后，发痒就会自然消失。所以，有人说，伤口发痒说明伤口在长肉，这是有一定道理的。

手术后脖子上穿了一根中心静脉导管，有什么用途

这是中性静脉导管，主要是用于需要长期输液的患者。放在颈部便于护理，不影响胳膊和手的活动。不需要每天扎针，减少了患者痛苦。这种特殊的导管可以在血管内放置很长时间，甚至可以长达半年，非常安全。

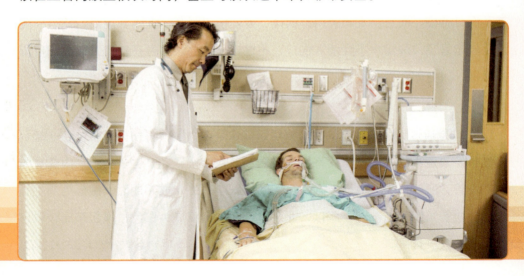

腹带有什么作用，什么时候可以不用了

腹带类似于女性减肥用的束腰带，通过束紧腹部，可以减轻腹部伤口的拉力，减轻切口疼痛，同时便于伤口愈合。腹带一般用于切口较大的手术，或者腹壁切口疝手术术后。一般来说，伤口拆线后就可以去除腹带，但是切口疝手术后的患者可以多用一段时间，比如术后 1～2 个月。不过，有些患者去除腹带后有些不习惯，这样也可以多用些时间，也没有坏处。

胆结石手术后，T 形管为什么不能早些拔除

这是因为，有些胆囊结石的患者，胆管内同时也有石头。胆管内的石头，需要切开胆管取出，然后放入一根胶管，继而缝合好胆管，通过这根管子引流出胆汁，这样胆管就能够顺利愈合。一般来说，手术后 2 周才能拔出这根引流管，因为经过 2 周的时间，腹腔内组织方能把引流管包裹得严严实实。拔管后，胆汁不会流到腹腔内的其他地方，只能顺着管道流出体外。再经过几天的时间，这个口就会完全长好。

手术后伤口发炎是不是说明手术失败了

这要看做了什么手术。医学上把手术分为清洁手术和污染手术。清洁手术，比如甲状腺手术、疝手术，极少有细菌掉在切口，所以手术后切口发炎的可能性很小，不到 3%。污染手术，比如说阑尾切除术，由于阑尾有许多细菌，容易掉在切口，发炎感染的可能性就比较大，有时可以达到 30%。当然，切口发炎的原因很多，比如抵抗力差、环境不干净。切口感染是手术后最可能出现的问题之一，很常见，并不说明手术失败了，只是手术后恢复不顺利，但是可以通过换药痊愈。

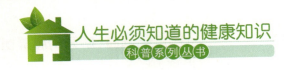
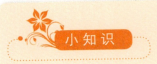

胃管

胃管，顾名思义，是引流胃的管子。一般长约90厘米，粗细不等。胃管是通过鼻孔或者口腔放入胃内。胃管用处很大，一般用于肠道梗阻、胃内大量积液、手术中内减压等。胃管会带来一些不舒服，比如咽部恶心、咽部疼痛、口腔唾液增多等，不少患者感觉非常难受，甚至难以忍受。所以，医生会尽早地拔除胃管。

手术后拆线时间

手术部位不同，手术后拆线时间也不一样，一般来说，头面部手术5天拆线；脖子手术5天拆线；胸部手术6～7天拆线；腹部手术7～9天拆线；胳膊和腿部手术2周拆线；背部手术2周拆线。如果有糖尿病，拆线时间会适当延长。

胶布过敏怎么办

胶布是手术后经常有的，有些患者贴上胶布后，感到奇痒难忍，贴胶布的地方出现红色疹子，甚至起水泡，这就是胶布过敏。这时，可以使用防过敏胶布，比如塑料胶布、纸胶布，如果还不行，就用别的方法固定伤口处的纱布。起水泡的地方用紫药水涂抹很快就会好了。

腹腔穿刺

腹腔穿刺是医生经常使用的诊断方法。医生使用注射器穿刺入腹腔，抽出腹腔内液体，送化验检查，可以诊断一些重要疾病，比如穿刺出来的液体如果是血液，说明腹腔有出血，如果穿刺液体是脓液，提示腹腔有感染，等等。腹腔穿刺是很安全的技术，一般不会造成严重的后果。

内窥镜

内窥镜是指可以深入到肠道、膀胱、气管等自然腔道的镜子，用于诊断疾病，甚至还能治疗某些疾病。内窥镜包括胃镜、结肠镜、膀胱镜、气管镜、鼻腔镜、妇产科用的宫腔镜等。这是现代医学的成就之一，发展非常快。老式的内窥镜的镜身是硬的，不能弯曲，现在的内窥镜已经可以弯曲，还可以用数码手段显像，所以也称为电子胃镜、电子结肠镜等。

ERCP

ERCP汉语的意思是内镜下逆行胰胆管造影，这是一项比较复杂的技术，主要用来检查胆道，特别是胆道开口的疾病。它是将十二指肠镜从口腔放入胃，到达十二指肠，找到胆管开口后，向胆道打入造影剂，观察胆道有无疾病。如果是胆管结石，常常需要做这项检查，一方面可以明确诊断，同时可以通过十二指肠镜将胆道结石从胆管开口处拉出来。

超声检查

超声检查是用超声诊断仪检查身体是否有疾病变化，是目前非常常用的检查方法。大家最为熟知的如B超、彩超。B超可以看到身体内的内脏结构，彩超除了可以看到内脏结构外，还能看到血管内血液的流动。超声检查的原理是超声波。超声波没有辐射，对人体影响小，所以可以比较长时间地细致检查。

钡餐检查

钡餐，顾名思义，是吃下硫酸钡。胃肠道是软组织，在腹部 X 线检查时并不能显示，而硫酸钡在 X 线下能显影，让患者服下稀糊状的钡剂（硫酸钡），充填胃肠道后，就能反衬出肠管的位置和形态特征，这是消化系统疾患的经典检查方法。

疝补片

疝补片的成分是工业合成的纤维，织成布状。由于质地结实、柔软，对正常组织没有刺激，可以放到腹壁缺口修补缺损，所以被称为补片，用来治疗腹壁疝。

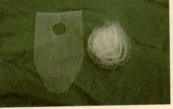

疝补片

什么叫大出血

经常听医生讲，某某发生大出血。什么是大出血？大出血是指数小时内，出血量大于 1000 毫升。这是医学的危险状态，容易发生休克和死亡。需要立即有效的治疗。

胆囊炎为什么后背痛

支配胆囊的神经和背部的神经走的是一个通道，所以当胆囊发炎，疼痛的感觉传入大脑时，大脑就产生错觉，误以为背部的神经也受到了刺激，这样，胆囊发炎时，除了腹部疼痛外，还会感觉到背部疼痛。这是胆囊炎的特征之一。这种现象，医学上称为牵扯痛。

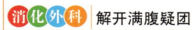

外科监护室

外科监护室也称为 ICU。这个地方是专门用来管理治疗手术前或者手术后的危重患者。由于监护室的医生、护士专门从事危重患者的抢救，而且配备成套的抢救和监护的仪器设备，治疗的成功率比普通病房要好。所以，目前大医院都有专门的外科监护室。

发热

体温超过 37℃，就是发热或者发烧。37 ～ 38℃，是低烧。38 ～ 39℃，是中度发热。超过 39℃，是高热，或者高烧。超过 41℃称为超高热。

炎症

一般讲，炎症就是细菌感染引起的红肿热痛。炎症可以发生在皮肤，比如毛囊炎，也可以发生在内脏，比如急性阑尾炎。

消化道包括哪些?

严格地讲，消化道包括口咽部、食道、胃、小肠、结肠、直肠、肛门、肝脏、胆囊、胰腺。

（本章编者：苗山　武金虎　韩承新　候利华　郑皓　金伟森）

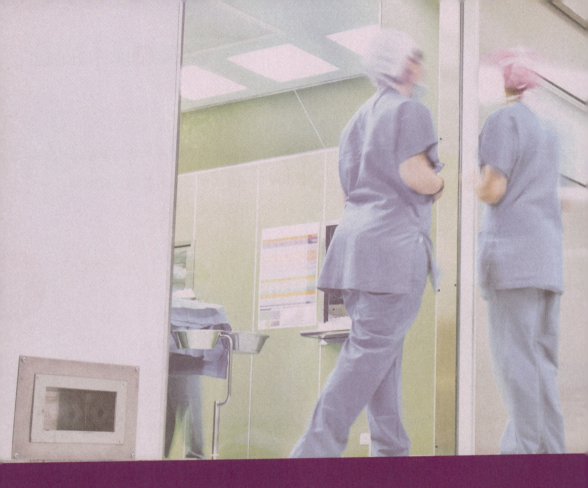

FUBU SHOUSHU
BING BU SHENMI

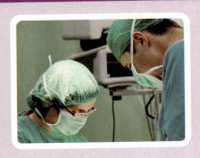
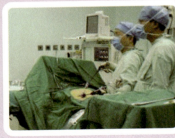
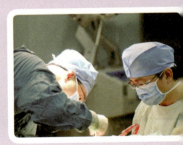

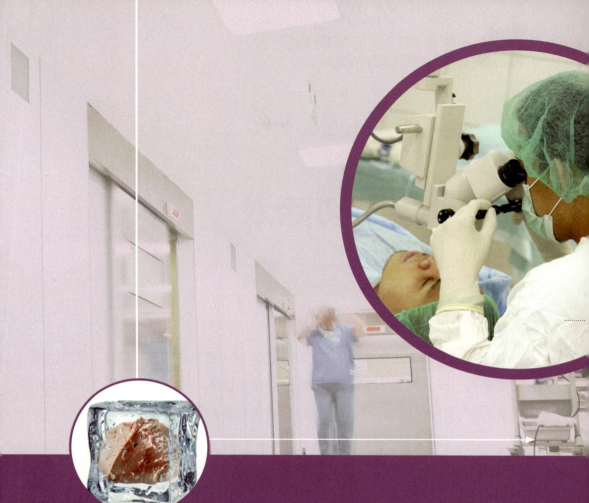

腹部手术并不神秘

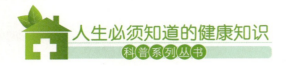
阑尾切除术

阑尾和盲肠是一回事吗

　　盲肠是大肠的起始部，下端为膨大的盲端。盲肠是结肠中最粗、最短、通路最多的一段。左侧与回肠末端相连，上续升结肠，向内下通阑尾。阑尾也称蚓突，是与盲肠相通的一个细长盲管。人体阑尾的长短和位置不一，一般长7～9厘米，位于右下腹髂窝内。阑尾近端与盲肠相通，末端为盲端。

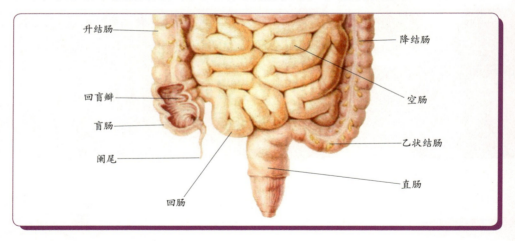

升结肠　回盲瓣　盲肠　阑尾　回肠　降结肠　空肠　乙状结肠　直肠

阑尾切除手术是怎样做的

　　急性阑尾炎是外科很常见的一种疾病。阑尾切除术是最为普通、常行的手术之

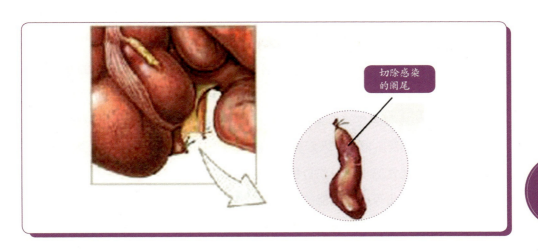

切除感染的阑尾

一，但有时很困难。因此，对每一例手术均须认真对待。手术的麻醉一般用腰麻或硬脊膜外腔阻滞麻醉，就是在腰椎间隙上穿刺，置入一个细管，然后经细管打入麻药，腹部周围区域痛觉消失，然后可以开始手术了。患者一般是仰卧位，根据病情选择右下腹小的直切口或斜切口，打开腹膜后，吸出腹腔内的脓液，找到发炎的阑尾，把阑尾的系膜及血管结扎、切断，然后切除阑尾，再用荷包缝法把阑尾残端包埋到盲肠里，逐层关闭腹腔，手术就做完了。急性阑尾炎穿孔并发局限性或弥漫性腹膜炎，感染及污染较重的，有渗液或脓液时还要放个引流管，置于右侧髂窝或盆腔内，在切口外侧另戳小切口引出。术后2～3日拔除。

阑尾切除术后要注意什么

　　阑尾切除术后要注意：①取半卧位，有利于腹部引流，减少腹部脓肿等并发症的发生。②输液纠正水电解质失常病情较重的可以输血。③静脉应用抗生素控制感染，患者排气，恢复肠蠕动后可少量进食。逐渐加量，有腹腔引流管的，如果引流量不增加，术后2～3天可以拔除，伤口拆线一般在术后7～8天，年老营养状态差的可以适当延迟。

阑尾手术听说是小手术，为什么还有危险

虽然说阑尾是小手术，但小手术同样是手术，有发生麻醉及手术的意外的可能。常见的手术并发症及风险有：术中、术后大出血，可能导致失血性休克；术中肠管损伤，术后腹腔感染，盆腔脓肿，术后阑尾残端破裂致脓肿形成；术后门静脉炎、肝脓肿及脓毒症；术后粪瘘、腹壁窦道形成；阑尾残株炎，残端囊肿、残株癌；术后粘连性肠梗阻；伤口积液、感染、裂开、延迟愈合或不愈合，瘘管及窦道形成，切口疝等多种可能的风险。虽然这些风险发生的概率非常小，但还是不能大意。再加上急性、慢性阑尾炎误诊可能；阑尾炎合并穿孔、腹膜炎的，或者是特殊人群比如老人、小孩、孕妇、残障人员、症状不典型，患者或家属表达不清楚的，发生手术危险的可能性就明显增大了。

腹腔镜阑尾切除术有什么优点和缺点

腹腔镜阑尾切除是使用腹腔镜，和腹腔镜的手术器材完成阑尾切除。优点是手术损伤小，手术后很快就能下地活动；手术伤口小，一般有 3 个洞，手术后伤口疼痛轻，伤口瘢痕小，美观；胃肠道恢复快。缺点是手术需要全麻；手术费用高；如果腹腔内粘连严重，就无法使用腹腔镜；有时候需要中转开腹手术，也就是腹腔镜完成不了手术的时候，需要开腹切除阑尾。

听说现在不用在肚子上开口，也能切除阑尾，是吗

这就是所谓的无瘢痕阑尾切除手术或者叫 NOTS 手术。方法是通过口腔，把胃开个口子，伸进特制的手术器械，将阑尾切除，再将阑尾从口腔取出，把胃的口子缝好，手术结束。由于手术是通过口腔和胃完成的，不需要在腹部开口，没有腹部的手术切口，所以称为无瘢痕手术。但是这种手术难度大，不是所有患者都适合，目前还仅仅是研究阶段，少数医院在尝试开展。

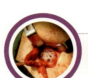 # 腹股沟疝修补术

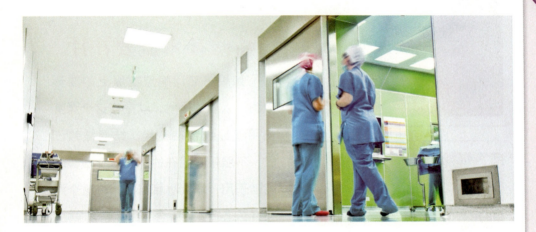

腹股沟疝手术哪种好

现代意义的腹股沟疝修补手术已经经历了一百多年的历史，效果已经相当满意。目前为止手术分为腹腔镜疝修补术、传统腹股沟疝修补术、无张力疝修补术三大类。无张力疝修补术就是目前使用最为广泛的方法，主要特点是采用补片作疝修补术。这种手术是当前综合考量后最好的方法。

腹腔镜疝修补术是怎样做的

腹腔镜疝修补术是最近 10 来年开展的新手术。手术创伤小，效果好，已经

在许多医院广泛应用。手术首先建立气腹，然后放入腹腔镜，在腹腔镜的指引下，将补片固定在疝缺损处。手术比较简单，特别是手术伤口瘢痕小，美观，不过需要全麻，费用高。

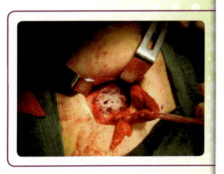

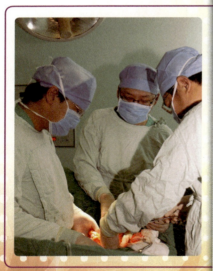

为什么
疝修补术需要补片

如果将疝比喻成衣服上的圆形破洞，以前的手术，就是将这个洞直接用缝线缝合在一起，结果皱皱巴巴，不服帖。现在的补片修补法，就相当于用一块大小相当的布将这个洞补好，比起直接缝合，要平整、服帖。从医学角度讲，由于以前的方法是强行将缺损两边的肌肉缝合在一起，有拉力，手术后疼痛剧烈。补片修补的时候，就没有这种拉力，所以叫无张力修补术，手术后疼痛很轻，不影响走路、弯腰。由于具有这样的优点，使用补片的无张力疝修补术已经成为目前最常使用的疝修补术。

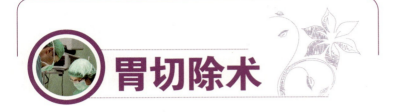

胃切除术

胃切除术能治疗什么疾病呢

胃切除术是治疗胃癌和胃、十二指肠溃疡、胃部良性肿瘤、出血等疾病的手术。治疗胃癌的胃切除包括：肿瘤位于胃的远端，要做远端胃部分切除，肿瘤位于胃的近端，要做近端胃切除，如果肿瘤位于胃体，而且体积较大，要做全胃切除。因为是为了治疗胃上的恶性肿瘤，这样的胃切除有时不仅仅要切除胃，同时要切除部分大网膜，清扫胃周边的脂肪和淋巴结组织，甚至还有可能联合临近脏器切除。然而传统的胃大部切除术是治疗溃疡病的，切除范围是胃的远侧的 2/3 ～ 3/4，不会做相应的网膜切除及淋巴结清扫。

胃大部切除术是什么意思

胃大部切除的手术方式很多，但基本可分为二大类。

（1）毕罗 (Billroth) 氏Ⅰ式：是在胃大部切除后将胃的剩余部分与下面的十二指肠切断端缝合连接起来。此法的优点是：操作简便，吻合后胃肠道接近于正常解剖生理状态，所以术后由于胃肠道功能失常而引起的并发症少。但是，此术式多用于胃溃疡。如果十二指肠溃疡伴有炎症、疤痕及粘连时，采用这种术式常有困难，残胃和十二指肠够不到，无法无张力的轻松缝合连接起来。 而且如果切除胃的范围

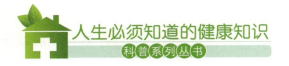
不够，就容易引起溃疡复发。

（2）毕罗（Billroth）氏Ⅱ式：是在胃大部切除后，将十二指肠残端闭合，而将胃的剩余部分与空肠上段做个吻合。此法优点是：胃切除多少不因吻合的张力而受限制，胃体可以切除较多。溃疡复发的机会较少，由于食物和胃酸不经过十二指肠，直接进入空肠，十二指肠溃疡即使未能切除（旷置式胃大部切除术），也因不再受刺激而愈合。因此临床上应用较广，适用于各种情况的胃十二指肠溃疡，特别用于十二指肠溃疡。缺点是：手术操作比较复杂，胃空肠吻合后解剖生理的改变较多，引起并发症的可能性较大，有的并发症甚为严重。

胃切除手术后还要把肠子缝到胃上吗

手术切除部分胃后，还要把肠子缝到胃上，恢复消化道的完整性，通畅性，叫做重建消化道。手术后一定时间内吃饭会有影响。胃留的少，会影响进食，容易出现饱胀感，胃留的过多容易使溃疡复发。胃和肠子缝合的吻合口太小易致狭窄，吃饭吃不多，吃完后消化不了的感觉，吻合口太大食物通过太快，易发生饭后头晕、心慌、出汗等，叫做倾倒综合征。平卧后逐渐能缓解。吃饭习惯开始要变为少食多餐，适应一段时间后，随着胃的代偿性扩张，可逐渐恢复正常饮食习惯。

胃切除对人体有影响吗

胃切除术后对人体是会有影响的，近期的影响有：胃出血，十二指肠残端的破裂，胃和肠的吻合口瘘，吻合口的狭窄或梗阻。远期的影响有：腹腔粘连引起的胃肠梗阻，手术后容易发生急性胆囊炎、急性重症胰腺炎，术后容易发生饭后头晕、心慌、乏力综合征，叫倾倒综合征。术后还容易发生肠液、胰液返流性的胃炎，吻合口的溃疡。还有手术后体重下降不能恢复，营养不良，贫血，消瘦，腹泻、脂肪泻等。还有2%的人因良性病变行胃大部切除术后20年左右会发生残胃癌变。

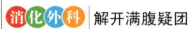
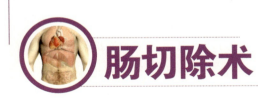

肠切除术

肠切除对人有影响吗

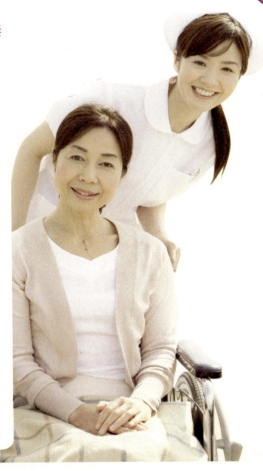

　　肠切除根据切除的肠段不同，切除的长度不同，对人的影响会有很大不同。结肠有吸收水分和营养物质，储存大便的作用。如果切除了结肠，肠道水分不能重新吸收，因而导致拉稀。大便不能储存而致次数很多。结肠是机体吸收水分、无机盐以及少量糖和其他水溶性物质的重要器官。结肠切除会对水分、无机盐等物质造成吸收障碍。

　　小肠是人体的主要吸收器官，人吃的食物都要靠它来消化，并为人体所吸收，转为营养物质，来维持新陈代谢。整个小肠大约有 3～6 米长。小肠切除一部分后，小肠的消化、吸收面积将会减少，食物在肠内停留时间缩短，营养素没有足够的时

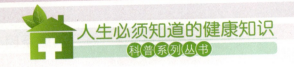
间被吸收就排出体外，从而发生营养障碍。不同节段的小肠主要吸收功能不同，如果切除小肠上部 1/2 以上或下部 2/3 以上，就会出现蛋白质和矿物质消化吸收率下降。切除回肠后引起的营养障碍比切除空肠更明显。如同时切除了回盲瓣，则功能障碍更严重。但任何个体的肠吸收能力均远超过正常的生理需要。因此，当 50% 小肠被切除后都不会出现短肠综合征。但若残留小肠 < 100 厘米，则必定会产生不同程度的消化和吸收功能不良。小肠越短，症状就越重。小肠切除的安全范围是少于 50%，如切除 80% 以上会严重影响肠道对营养物质的吸收，出现营养不良、消瘦、贫血、腹泻、抽搐及维生素缺乏等，造成机体生理功能障碍，严重危及生命。短肠综合征者残留小肠的代偿改变表现为小肠黏膜高度增生，绒毛变长、肥大，肠腺陷凹加深，肠管增粗、延长，使吸收面积及吸收能力增加。食物的直接刺激可使小肠代偿性增生。代偿期约需 1～2 年，可望有半数患者完全得到代偿，恢复饮食并维持正常营养状态。

为什么需要结肠造瘘

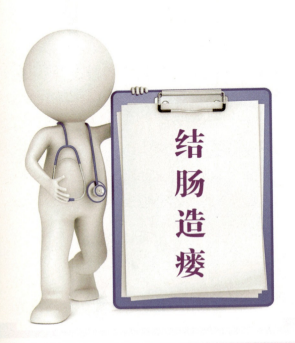

结肠损伤、穿孔，或者是结肠癌梗阻的治疗需要结肠造瘘，就是把有肿瘤或损失的那段结肠切掉，把上段的结肠从肚皮上开个口，拉出来，以后大便就从这里出来。此手术还适合腹腔污染严重，不能一期缝合或切除吻合的病症，因为结肠内容物，也就是粪便，一直从伤口或吻合口经过，那里是永远也长不好的，肠瘘、腹腔感染的可能性非常大。造瘘就是为了让粪便不从伤口经过，转流大便，让伤口有机会慢慢长好。待伤口长好，腹腔炎症消除后，择期再行造瘘口还纳。结肠癌如果出现梗阻，肠管明显扩张，或者肿瘤巨大，周边侵犯严重，无法切除的，也要先做结肠造瘘。造瘘分永久性的和暂时性的，暂时性的是指将来还可以做造瘘口的还纳。

结肠造瘘患者的生活注意事项有哪些

结肠造瘘又称人造肛门，分永久性和暂时性造瘘两种。虽然造瘘手术的确会给患者带来一些不方便，但是对消化功能却没有很大影响，只要学会造瘘护理，保持乐观情绪，就能将不便减低到最小程度。结肠造瘘多为结肠癌患者，术后生理、心理会有改变，可多与成功的老病号沟通，获得信心。饮食方面多摄取高热量、高蛋白质、高维生素、低渣的食物，尽量吃一些易消化的食物；避免摄取产气性、全奶及冰冷的食物。饮食要有规律，同时采取积极措施预防腹泻和便秘，养成良好的排便习惯。术后早期预防伤口感染，后期日常生活中，结肠造瘘的管理主要包括局部造瘘口管理及生活方式调整。造瘘口的清理相当重要，每日定时清洗，可以减少造瘘口的湿疹、感染和异味。平时洗澡时无论是淋浴还是盆浴，都要始终保持造瘘口周围清洁，如果使用粘贴型人工肛袋，为了保持时间长一些，可用大毛巾等物包裹好；衣着应相对宽松，皮带不要扎得过低，以免其长时间压迫造瘘口；术后3个月内要避免腹内压增加的动作，如搬重物，以免造瘘口黏膜脱出，但可以参加轻松的活动。

吻合器是什么样的

吻合器用于胃肠吻合，一般分为一次性或多次使用的吻合器，进口或国产吻合器。它是医学上使用的替代传统手工缝合的设备，由于现代科技的发展和制

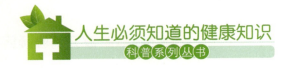
作技术的改进，目前临床上使用的吻合器质量可靠，使用方便，严密、松紧合适，尤其是其缝合快速、操作简便及很少有副作用和手术并发症等优点，有时还使得过去无法切除的肿瘤手术得以切除病灶，受到医患双方的喜爱。消化道的吻合器主要分为残端缝合关闭器，直线切割闭合器，管状吻合器等。各种缝合器与吻合器的工作原理与订书机相同，故总称为 Stapler：即向组织内击发植入两排互相交错的缝钉对组织进行双排交叉钉缝，缝合严密，防止渗漏；由于小血管可以从"B"形缝钉的空隙中通过，故不影响缝合部及其远端的血液供应。所有的缝钉为金属钛或钽制成，与手工缝合线相比，组织反应小；由于缝钉排列整齐，间距相等，缝合松紧度由标尺控制，避免了手工缝合过疏过密和结扎过紧过松，因此保证了组织良好的愈合。各种缝合器与吻合器主要部件有钉钻、钉匣、钉仓、缝钉驱动器、击发手柄、定位针、旋钮及标记尺等。为了切除多余组织，造成圆形端吻合口和侧吻合口，还装备了各种刀具，如环形刀、推刀。这些部件按一定的操作规程使用，保证组织缝合和吻合口的迅速、准确地完成。

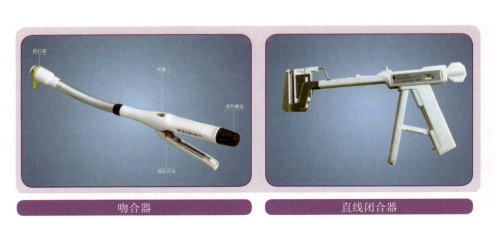

| 吻合器 | 直线闭合器 |

直肠癌有时为什么必须切除肛门

　　有些患者得了直肠癌后，反复告诉医生千万要保留肛门。能否保留肛门主要和直肠癌的位置有关系。直肠癌离肛门越远，就越能保留肛门。离肛门越近，保留的机会就越小。紧靠肛门时，则无法保留。直肠癌如果长在离肛门很近的地方，通常5厘米以内，保留肛门是非常困难的。主要有以下原因，①强行保留肛门，就会遗留肿瘤，手术后会很快复发。②如果切除了所有的直肠，仅仅保留肛管，手术后肛门的功能基本也就丧失了，表现为肛门失禁，不能有效控制排便，生活质量极差，患者痛苦不堪。所以，还需要科学地看待保留肛门的问题，应该是保存生命第一，保留功能第二。不过，随着技术的进步，比如手术前通过化疗和放疗，肿瘤缩小，并且远离了肛门，有一些以前难以保肛的直肠癌，现在有可能保住肛门了。即使如此，还是有些患者无法保肛。

腹部手术
并不神秘

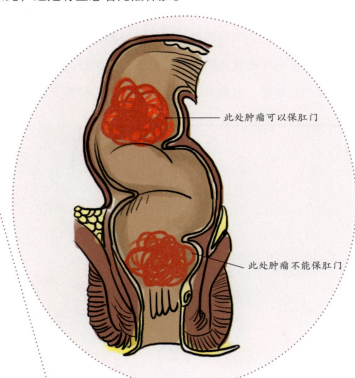

此处肿瘤可以保肛门

直肠剖面外观

此处肿瘤不能保肛门

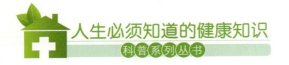

胆囊切除手术

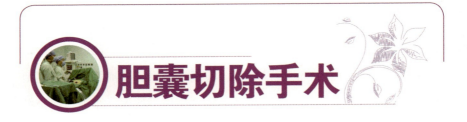

胆囊切除手术是怎样做的

　　胆囊切除术分为传统开腹胆囊切除术和腹腔镜胆囊切除术。传统的开腹胆囊切除术是胆道外科最常见的手术。手术需要气管插管全麻或连续硬脊膜外腔的阻滞麻醉，取平卧位，右侧肋缘下做斜行的切口，或者做右上腹部经腹直肌的直切口，进腹后分为顺行胆囊切除和逆行胆囊切除两种方式切除胆囊。顺行胆囊切除是先游离出胆囊管和胆囊动脉给予结扎切断，然后再把胆囊从肝脏上分离下来，这种操作较简便，出血少，一般优先使用，但是只是限于炎症不是非常严重时。

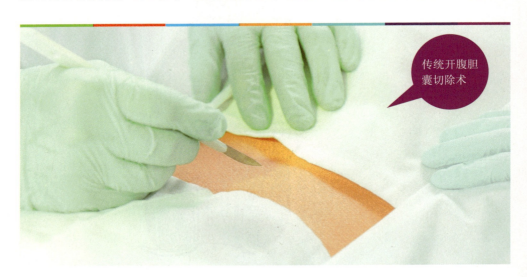

传统开腹胆囊切除术

胆囊三角解剖不是很清楚的，胆囊与周围器官粘连紧密的，不易显露胆囊管及胆囊动脉的，要采取逆行胆囊切除术，先把胆囊从胆囊床上游离出来，最后处理胆囊管及胆囊动脉，有时候要两种方法结合进行。

腹腔镜下胆囊切除术是一种全新、微创的外科技术，具有切口小、恢复快、疼痛轻、并发症少等优点。腹腔镜下胆囊切除术手术时先用器械在腹壁上穿刺，由穿刺针注入二氧化碳气体，使腹腔鼓起来，再打第一个洞，大小约 1 厘米，放入腹腔镜，可以看清腹腔内的器官，然后从剑突下（心窝子处），右肋缘下打第二、第三个洞，分别放入手术操作器械，两个器械配合顺行或逆行完成胆囊切除。手术中的胆囊动脉、胆囊管均采用钛夹和可吸收夹进行钳夹切断。分离胆囊时常采用电凝器烧灼止血。胆囊最后经第二个洞取出体外。

胆囊切除手术的风险主要有哪些

胆囊切除手术是目前最常用的手术方法之一，经过了上百年的考验，总体上，手术是安全的。但是由于胆囊的病变原因多种多样，同样的原因，但是病变程度在每个患者身上各有不同。另外，每个人的解剖结构有时差别很大，这些因素都直接影响手术的难易程度。所以，目前为止，胆囊切除手术还有一定的手术风险。最常见的手术并发症有，①胆瘘，即手术中胆管破损，胆汁流入腹腔。②胆管损伤，常见的是胆总管损伤。③出血，大多是胆囊动脉破损造成出血。手术后的这些并发症，目前一般都在 2%以内，也就是说，100 个患者，大约有 2 例可能出现手术各种并发症，所以说手术是安全的。

胆囊切除手术后，一般没有明显的不适。少数患者，可以因为胆囊切除后，消化功能受到影响，手术后短期有腹泻。但是很快就能够自行愈合。

胆囊切除手术前要做什么准备

通常来说，胆囊切除手术前，首先要洗澡，尤其是把肚脐清洗干净。手术区域的皮肤越是干净，手术后切口感染机会才会越小。手术前还要注意饮食。通常手术前 8～12 小时，需要禁食和禁水，这样手术中才不会因为呕吐造成窒息。手术前夜需要好好休息。通常患者由于紧张，都有不同程度的失眠，可以睡前口服适当的安眠药。进入手术室前，需要排净小便和大便。有的时候，手术前可能需要放置胃管和导尿管，以利于手术的操作。

目前的胆囊切除手术绝大多数都是采用全麻，手术中没有意识，更没有痛觉，往往一觉醒来手术已经结束了。但是也有些医院，使用连续硬膜外麻醉，手术过程中，患者是清醒的，可能会有一些恶心、呕吐的症状，甚至会有轻微疼痛，但是麻醉师会帮助患者缓解疼痛。

胆囊切除术后对患者会有什么影响

胆囊切除术后对患者的生活习惯和生活质量没有明显的影响。主要引起胆汁排泄功能失常，正常情况下，胆囊能储存、浓缩胆汁并按照人进餐的生活习惯调节胆道内压力。胆汁是肝细胞分泌的，经胆囊管储存在胆囊内并浓缩约 10 倍，进餐后胆囊收缩排入胆道，以利脂肪的消化与吸收。胆囊切除后，胆汁不间断进入肠道。使得进餐消化期胆汁量相对不足，若摄入脂肪过多，胆汁相对不足可能会导致脂肪消化、吸收不良而出现腹泻、脂溶性维生素缺乏等。另外，对消化道也有影响。胆囊切除后，因胆汁反流可导致胃黏膜发炎；由于肠腔内胆汁增加可导致胆汁性腹泻；个别情况还可能导致胆源性胰腺炎的发生。但发生几率很小。总的来说，胆囊切除后并不会给人体的消化和吸收功能带来太大的障碍。

腹腔微创手术为什么还要切除胆囊

　　腹腔镜胆囊切除术是指在腹腔镜下用微创的方法切除胆囊，用于治疗胆囊炎、胆石症的。与传统的胆囊切除术相比，具有创伤小、恢复快、疼痛轻等优点。胆囊切除的方法基本和开腹胆囊切除相同，只不过一个在腹壁打孔，经孔使用微创器械完成，另一个是开腹，用手在直视下完成。微创手术是一种治疗理念，用最小的创伤治疗疾病，胆囊在胆石症或有胆囊息肉时已经是病灶，目前观念认为不宜保留，腹腔镜胆囊切除只是用微创的手段切除常规需要开腹才能切掉的病灶。

腹部手术
并不神秘

腹腔镜胆囊切除手术是怎么回事

　　腹腔镜胆囊切除是指使用腹腔镜完成胆囊切除手术。它需要在腹壁上打几个洞，其中一个洞放入摄像头，显示腹腔内的脏器。另外几个洞分别用来放入不同的手术器械，这样，就能在摄像头的指引下，将胆囊游离好，然后切除，并从腹壁的孔洞取出。由于只需要在腹壁开几个洞就能完成手术，手术后恢复很快，甚至第二天就能出院。腹腔镜胆囊切除开创了微创手术的时代。

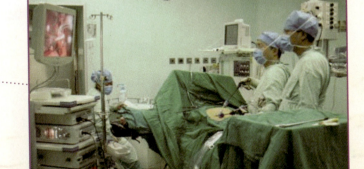

腹腔镜胆囊切除术

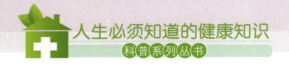
什么叫中转开腹

　　腹腔镜胆囊切除手术前，医生常常会交代，手术中间可能会中转开腹。这是什么意思？中转开腹是指在腹腔镜胆囊切除手术过程中，由于各种原因需要停止腹腔镜手术，改为打开腹腔继续手术。中转开腹原因很多，最为常见的是腹腔粘连严重，用腹腔镜难以切除胆囊，需要打开腹腔才能完成胆囊切除手术。

为什么胆囊结石一定要切除胆囊

　　如果胆囊结石没有症状，可以叫做安静的结石，它只是一个定时炸弹，对人的健康是个威胁，但是有的人有胆囊结石却一辈子都没有发作过，所以，无症状的胆囊结石，可以随访观察，暂时不手术。但是有症状的胆囊结石胆囊炎就应当手术，如果该切除的胆囊不切除，有些胆囊结石、胆囊息肉不但容易复发，还可引起胰腺炎、胆囊炎、肝功能损害，少数人还可能胆囊癌变。切除了病变的胆囊，对健康基本没有影响。虽然极个别患者短期内会不适应，但会很快恢复。

　　胆囊切除是已经开展了近百年的手术，腹腔镜下胆囊切除技术也已经非常成熟。单纯的胆囊切除，手术非常简单，腹腔镜手术两天左右便可出院，即使是腺瘤也不用特别处理。可是一旦恶变，就要同时切除部分肝脏，盲目保胆实在是得不偿失。

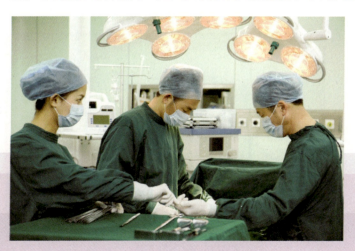

　　保胆手术是通过各种手段取出结石同时又能保留胆囊。其

实目前研究认为胆结石的形成原因不明确，把石头拿掉只是治标不治本，过段时间又会生成结石，研究发现再生石头的比例非常高。而且这种手术也无法解决胆囊结石引起的胆囊壁黏膜的炎症。另外也不能排除胆囊的癌变风险，所以不应盲目保胆。

胆囊切除以后饮食和生活起居方面有什么注意事项

胆囊主要是浓缩胆汁，参与食物的消化，特别是脂肪。所以，胆囊切除后，胆汁变得比以前稀薄，消化脂肪的能力减弱。由于消化食物的能力下降，会感到腹胀。有时没有彻底消化的食物，还会造成拉肚子。一般，3个月或半年后，通过身体自身的调节，胆管起到部分胆囊功能，逐渐可以恢复到正常消化。所以在手术半年内，最好吃脂肪含量少的食物，也就是低脂饮食，不吃像红烧肉、油炸食品等食物。半年后，慢慢增加含有脂肪的食物，同时要起居规律。起居不规律，对胆囊切除的患者，会更容易扰乱胃肠道功能，而且恢复慢。

胆囊切除后会得结肠癌是真的吗

目前这个问题还是有争议的，还在研究之中。以往的研究发现，胆囊切除的患者，结肠癌的发病率高于不手术的患者的2倍多，说明胆囊切除会造成结肠癌。但是也有研究表明，胆囊切除不会造成结肠癌。不过理论上讲，胆囊切除后，胆汁成分发生改变，会对结肠的黏膜产生不良刺激，有发生癌的可能性。不过，在实际生活中，这种差别可以忽略不计，所以，已经切除胆囊的患者不用太顾虑，需要做胆囊切除手术的，还是应该积极手术。手术后可以定期检查结肠镜，一般4年作一次，如果发生了结肠癌，也能早期发现。

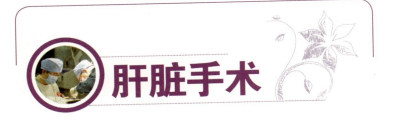

肝脏手术

肝脏切除是如何止血的

　　肝切除手术是高难度的手术，这是因为肝脏组织很脆，里面血管又异常丰富，切除过程中止血是比较困难的。出血和止血贯穿着整个肝脏外科的发展过程，在某种意义上可以说，肝脏外科的历史就是外科医生与出血作斗争的历史。在早年，肝切除手术的病死率很高，可达 30% ～ 40%，其中最主要的原因是大出血。近20 年来，随着对肝脏解剖认识的加深，影像学技术的发展，手术技术的提高以及围手术期处理的进步，肝切除术中出血致死的发生率明显下降，但术中大出血所导致肝切除手术失败的病例仍时有发生。避免术中过多的出血仍是肝胆外科医生的目标，及时而有效地控制出血是肝切除手术成功的关键之一。

　　肝切除过程中发生大出血的原因主要有几个方面：肝脏大血管损伤或撕裂造成的大出血；肝脏断面渗血；肝周创面出血；巨大肿瘤破裂出血；肝周邻近脏器的创面大出血；肝脏特殊解剖部位血管处理不当致大出血；肝周曲张静脉破裂出血；凝血机能障碍等。

　　行肝切除术时如何止血？一般采用肝血流阻断，包括：局部血流阻断法、入肝血流阻断法、全肝血流阻断法。在施行肝切除手术过程中，充分地游离肝脏，对有效控制出血，掌握手术主动权非常重要，反之就可能发生出血难以控制的被动局面。切断肝过程中，肝断面的出血可予以结扎或缝扎，对较为凶猛的出血可通过阻断入肝血流来控制，也可通过术者或助手的手指压迫来达到暂时止血，待术野显露比较充分后，再进行确切的止血。如为主要肝静脉破裂出血，可用缝线予以修补。肝脏残面可以根据具体情况给予对拢缝合、喷纤维蛋白胶、覆盖止血纱布或大网膜等，也可以用电刀或氩气刀喷凝止血后任凭裸露。

近年来随着各种新技术的开展，新的手术器械的使用，如超声吸引装置（CUSA）、水射流刀、微波凝固技术等，极大改善了切肝过程中肝脏断面的出血与渗血。但各种技术均存在其不足，如有的能很好显露断面血管予以结扎止血，但不能解决毛细血管的渗血问题，有的则刚好相反。另外，对慢性肝病并有凝血功能障碍的患者，如在肝脏的游离与切除过程中发生难以控制的广泛出血与渗血，通过使用纤维蛋白原或凝血酶原复合物之类的凝血因子，和输入新鲜血浆或新鲜血，提高了止血效果。

总之，要解决好肝脏切除手术过程中的出血与止血问题，需要有一支锻炼有素、技术过硬、配合默契的肝脏外科专业队伍，并且严格掌握手术适应证，手术中与麻醉师密切合作，对随时可能发生的大出血都心中有数，措施得当，肝脏手术还是安全可靠的。

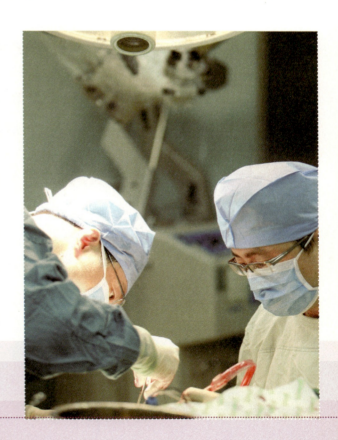

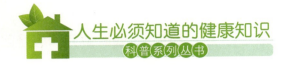
肝脏切除对人体影响大吗

　　肝脏是人体非常重要的脏器，完全切除肝脏患者是无法生存的。所以，肝脏切除术其实是指切除部分肝脏。肝脏本身再生能力很强，切除一部分对人体没有明显的影响。对于身体条件好的患者，甚至可以切除 2/3 的肝脏。做肝脏切除手术之前，医生都会对切除的范围做好判断。如果需要切除的肝脏过多，对人体影响太大，危及生命，这个手术就不适宜了，医生会考虑改用其他治疗方法。通常在手术后 3 个月到半年，就能够长成原来大小。

为什么有些患者不能做肝脏切除手术

　　并不是所有的肝脏肿瘤都能够切除，这主要是因为肝脏手术还有禁区。肝脏的切除范围是有限的，虽然肝脏切除范围可以多达 2/3，但是过多的切除肝脏，患者还是耐受不了的。肿瘤如果太大，切除后剩余的肝脏不够用，就不能做肝脏切除了。另外，如果肝脏肿瘤已经侵犯肝脏的大血管或者下腔静脉，强行切除势必造成肝脏没有充分的血液供应，即使保留下来的肝脏体积足够大，也是没有功能的，而且手术中会出现无法控制的大出血。这些患者也是不适合做肝脏手术的。

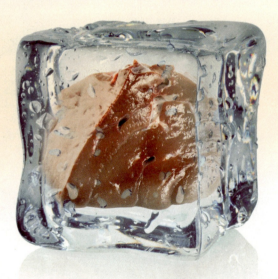

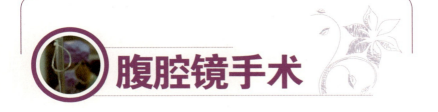

腹腔镜手术

腹部手术并不神秘

听说胃癌也能用腹腔镜手术完成是真的吗

是真的。腹腔镜手术目前已经很成熟了，许多手术都可以用腹腔镜完成。以前，腹部手术都是需要打开腹腔，手术后恢复时间长。20世纪80年代，出现了腹腔镜胆囊切除术，效果非常惊人。手术后，患者痛苦很小，很快就能恢复正常生活和工作。开始，有一些人对腹腔镜有疑问，认为适用范围比较小。随着技术和医疗器械的飞速发展，以前认为不可能完成的手术，现在都能在腹腔镜下完成，这不得不说是一个奇迹。比如胃癌，以前开腹手术都有很大难度，而现在，技术熟练的医生可以轻松完成这一高难度手术。还有肝脏切除和胰十二指肠切除术，人们都不敢相信能够用腹腔镜完成，但是现在这已经成为现实，而且，患者的恢复的确大大好于开腹手术。随着手术技术进步和新的腹腔镜器械的不断开发，新的奇迹还会不断创造。

目前能开展哪些腹腔镜手术

所谓微创手术，是指创伤比较小的手术。以前经典的手术，比如阑尾切除术、胆囊切除术，大多都是在腹壁开一个大口子进行操作。手术下来，伤口很痛，恢复时间较长。自从开展腹腔镜手术后，只需要在腹壁打几个小孔，就能完成阑尾

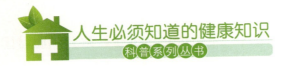
切除和胆囊切除，手术后患者很快就能出院，
这类腹腔镜手术就被称为微创手术，受到
患者和医生的广泛欢迎。微创手术是近年
来发展非常快的技术，也是外科新的重
大进步。目前用腹腔镜已经能开展许多
手术，比如阑尾切除、胆囊切除、胃切除、
肝脏切除术、胰腺手术、甲状腺手术、乳
腺手术、肾脏手术、妇产科手术。最近开始尝
试用一个孔完成手术，手术的创伤进一步减轻。至
今，外科医生仍然在不懈努力，开拓新的领域，甚至有人断言，腹腔镜能够完成
所有传统手术。让我们拭目以待吧。

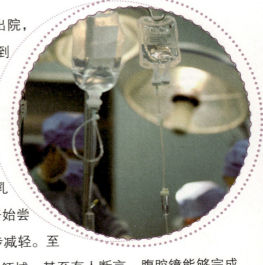

为什么腹腔镜手术不完全等同微创手术

　　广义讲，只要是创伤小的手术都应该是微创手术，从这个观念看，腹腔镜
手术仅仅是微创手术之一。其他的微创手术还有通过胃镜或者结肠镜完成胃肿瘤
或者结肠肿瘤切除。不过在目前，绝大多数的微创手术还是通过腹腔镜完成的。

什么是单孔腹腔镜手术

　　典型的腹腔镜胆囊切除术，需要在腹壁上打 4 个孔。随着腹腔镜手术日益
成熟，外科医生开始尝试用一个孔完成手术，并且获得了成功。这又是一次挑战
技术的极限。简单说，单孔腹腔镜手术就是在脐部打个孔，放入一个特制的装置，
上面有 3 个通道，可以用来操作各宗器械完成手术。这种手术需要有丰富经验的
医生才能完成。单孔腹腔镜手术，使得手术后腹壁遗留的瘢痕更小，可以比较美观。

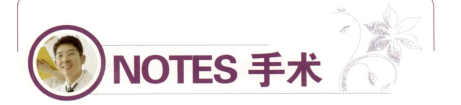

NOTES 手术

什么是 NOTES 手术

　　和传统手术相比，腹腔镜手术的腹壁伤口和瘢痕已经很小了，特别是单孔腹腔镜手术技术。但是开孔的地方仍然会留下小的瘢痕，对那些爱美的人士，依然难以接受，所以，NOTES（Natural Orifice Transluminal Endoscopic Surgery）手术应运而生。意思是通过自然孔道，比如胃肠道、阴道、尿道等天然孔道，进行微创腔镜的手术。这是最近几年腹腔镜手术的进一步发展。由于不需要经过腹壁就能完成手术，所以腹壁没有刀口和瘢痕，也被称为无瘢痕手术。目前使用这种技术，已经能够完成的手术包括阑尾切除术、胆囊切除术等。不过，无瘢痕手术对手术器械要求高，手术有潜在危险，比如肠瘘、出血等，所以这类手术还在试验阶段。不过，无瘢痕手术是未来腹腔镜外科的发展方向，随着手术技术的日益成熟，手术器械不断完善，这些困难将会克服。

NOTES 手术危险大吗

　　人体的自然孔道和腹腔是不通的，要完成 NOTES 手术必然要穿过胃壁、肠壁，或者阴道壁，造成该处的损伤。由于目前器材的限制，手术操作是在狭小空间内，手术难度很大。手术的风险比腹腔镜手术要大许多。

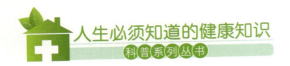
机器人手术

达·芬奇机器人

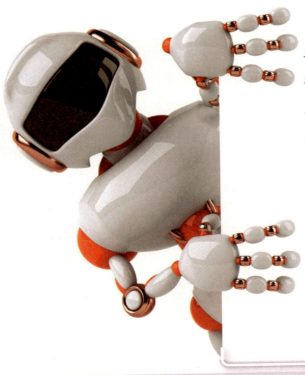

这套手术设备称为达·芬奇手术机器人。之所以称为"达·芬奇",是因为达·芬奇发明了世界上第一个机器人。"达·芬奇机器人"是一种高级机器人平台。它克服了腹腔镜手术没有立体感、器械操作不够灵活的缺点,可以完成复杂的外科手术。最大特点是医生不直接接触患者,而是通过操作杆遥控机器人的手臂完成手术。可以说,使用这套设备,能完成腹腔镜完成不了的或者困难的手术。达·芬奇医用机器人由所谓三头四臂组成，即 3 个操作平台，4 只机器手臂。3 个操作平台包括主控台、移动平台，以及三维成像视频影像平台。它的原理是，医生在操作平台操控，通过影像系统观察操控效果，移动平台上的机器人的手臂深入腹腔做出相应手术动作。它也是目前最复杂和最昂贵的外科手术系统之一，身价高达 2000 万元人民币。达·芬奇医用机器人没有成熟的人工智能，不能思维和判断，依然是外科医生的一个手术工具，如同海底遥控机器人一样，完全由人操控。所以，准确地说，应该是手术医生操控机器人完成了手术。

腹部手术
并不神秘

机器人手术能取代腹腔镜手术吗

腹腔镜手术在开展过程中，发现有其固有的缺陷，比如操作不够灵活，有操作死角，二维平面影像，缺乏纵深感。达·芬奇机器人是在腹腔镜手术基础上的一大进步，克服了一些腹腔镜手术固有的缺陷，它的优点包括：易于操作、动作稳定，机械臂是多关节设计，与手指相仿，可以轻松完成缝针操作、使用简单手术仪器等任务，要知道，这些操作是以前的腹腔镜手术难以完成的。监视器为三维立体图像，符合日常习惯，更加便于各种操作。还能远程遥控，实现远程手术，当然，需要网络有足够的带宽传送数据才能实现。但是达·芬奇机器人短期内还不能取代腹腔镜手术，因为，该设备非常昂贵，短期内难以普及。设备体积较大，便携性差。反观腹腔镜，设备相对简单廉价，技术成熟，容易上手，手术费用不高，能够完成绝大多数手术，效果满意，配套设备还在不断开发，功能不断拓宽，是性价比很高的设备，相信在相当一段时期，仍然是微创外科的主角。

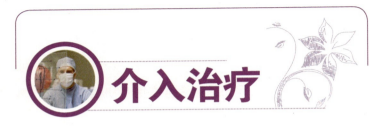

介入治疗

介入治疗也是一种微创手术吗

　　介入治疗是介于外科、内科治疗之间的新的治疗方法，包括血管内介入和非血管介入两类治疗途径。目前和外科、内科一并称为三大支柱性学科。简单地说，介入治疗是指在血管、皮肤上作小切口，或经人体自然管道，如胃肠道、泌尿道，在影像设备（血管造影机、透视机、CT、MR、B超）的引导下对病灶进行治疗的方法，属于微创治疗范畴。常用的比如通过介入方法治疗肝脏肿瘤，胆道引流，脓肿引流等。介入治疗开始是有放射科医生开展的，现在，内科医生、外科医生均参与到这一领域。所以，也可以看成是微创手术的一种。

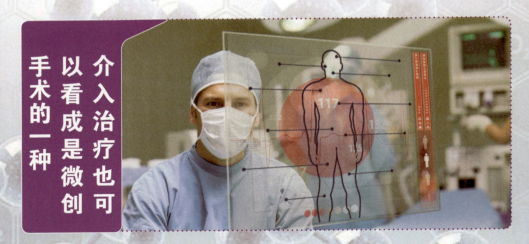

介入治疗也可以看成是微创手术的一种

消化道肿瘤的治疗方法

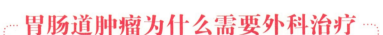

胃肠道肿瘤为什么需要外科治疗

　　胃肠道肿瘤多为恶性肿瘤，常见的有胃癌、胃肠道间质瘤、结肠癌、直肠癌、肝癌、胰腺癌、胆管癌、胆囊癌等。这些肿瘤，目前的最好治疗手段还是以手术切除为中心的多学科治疗。所以，这些患者通常是先到外科检查治疗，手术完成后，再根据病情，采用化疗、放疗、生物治疗等等。当然，如果肿瘤已经晚期，身体虚弱，肿瘤全身扩散，无法耐受或者手术切除意义不大时，只能采用内科治疗方法。详细内容可参见后面肿瘤的专门章节。

消化道肿瘤的根治手术是怎么回事

　　谈到消化道肿瘤的根治手术，必须了解消化道肿瘤根治的意义。所谓根治，只是肿瘤局部的根治，包括肿瘤手术术式的选择，切除范围的规范性等等。手术毕竟是局部治疗，而肿瘤却是全身性的疾病。肿瘤本身的特性就决定了肿瘤扩散转移的风险。那么，从这个意义上来了解消化道肿瘤的根治手术，根治必然是相对的根治。

　　消化道肿瘤的手术是一个矛盾的过程。如果讲究绝对的根治，无疑是尽量扩大切除范围。可是扩大切除范围无疑会影响患者的术后的生活质量，而且会

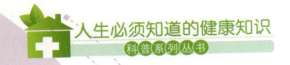
增加消化道肿瘤手术的难度以及术后出现并发症的风险性，所以如何进行消化道肿瘤的手术一直是外科研究的重点。通过漫长的研究，终于在肿瘤切除范围以及术后患者生活质量以及并发症出现几率上找到了平衡点，这就是消化道肿瘤根治手术的术式选择。所以，消化道肿瘤的根治手术即是如果将手术范围再扩大，不能增加消化道肿瘤患者的受益率，而如果将手术范围缩小，则会增加患者术后肿瘤复发转移的风险。这个术式范围就被确定为消化道肿瘤的根治手术，这是经过漫长的学术研究所取得的成果。尽管根治是相对的，但是却保证了肿瘤患者手术最佳的受益率，这也就是消化道肿瘤根治手术"根治"两字的意义所在。

胃癌手术为什么要清扫淋巴结

通过对上个问题的讲解，对于胃癌手术为什么要清扫淋巴结也就比较容易了解了，当然并非所有的胃癌都需要清扫淋巴结。某些早期胃癌就不需要清扫淋巴结。有些甚至通过内镜下手术即可达到根治性的治疗效果，这些不是我们这个问题所要讨论的范畴。

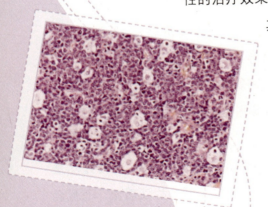

其实不只胃癌手术需要清扫淋巴结，几乎所有的癌症手术均需要清扫淋巴结，只是胃癌手术对淋巴结清扫的重视程度可能更为显著。首先，胃癌的淋巴结非常复杂，胃周围的淋巴结就有 16 组，而根据手术的不同部位又分为一、二、三站淋巴结，而根据手术的不同部位需要清扫的淋巴结也有所

不同。其次，胃癌手术清扫淋巴结的难度很大，因为淋巴结均是处于重要的血管周围，做到完整彻底的淋巴结清扫必然增加手术的难度以及风险性，这就是胃癌手术异常重视淋巴结清扫的原因。可是为什么还要执意如此清扫淋巴结呢？这恰恰是上个问题所说的胃癌的根治问题。胃癌根治术的术式是漫长的科学研究的成果，目前胃癌根治术淋巴结清扫原则是能够最大程度降低胃癌复发转移风险性的术式，同时又能尽可能地减少患者术后生活质量的影响以及术后并发症出现的概率，从这个意义出发，胃癌手术必须规范清扫淋巴结。

腹部手术
并不神秘

胃癌的手术方式有哪些

胃癌的手术方式有很多，如果从途径来说有开腹手术，有内镜下手术，还有腹腔镜手术。当然每种途径下都有不同的手术方式，不管哪种手术方式，根本目的都是使患者最大程度受益，并且将手术对患者生活质量以及术后出现并发症的几率降到最低。如果能够根治切除的情况下，应该以根治性切除为根本目标，根据肿瘤的发生部位，可以有近端胃癌根治术，远端胃癌根治术，根治性全胃切

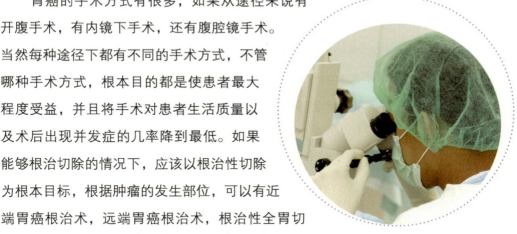

除术以及联合脏器切除等。如果不能行根治性手术或者患者不能耐受根治性手术，则有改善症状，以及减少胃癌肿瘤负荷，降低远期并发症出现风险的各种手术方式。总而言之，胃癌手术是规范性的，同时又是个体化的，根据每个胃癌患者的不同情况，来选择最适合胃癌患者的手术方式。最适合的才是最佳的，这也是胃癌个体化治疗的意义所在。

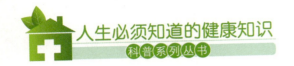
什么是 TME 和 PANP

谈到直肠癌的手术治疗，TME 和 PANP 是经常提到的两个专业术语。TME：全直肠系膜切除；PANP：保留盆腔自主神经丛。

上文我们讲到了消化道肿瘤根治手术的概念，从而了解到消化道肿瘤手术根治的相对性，那么这两个专业术语恰好体现了直肠癌根治手术的相对性。首先是 TME，顾名思义，全直肠系膜切除，就是指切除直肠癌的同时，要将直肠系膜以及系膜中的脂肪、血管、淋巴组织等全部整块切除，从而达到根治手术的标准，将直肠癌复发转移的风险性降到最低，而 PANP，则是主张保留盆腔自主神经丛。盆腔自主神经丛由交感神经和副交感神经构成，发出分支进入泌尿生殖系统，从而支配膀胱和性器官的功能，比如排尿和男性的勃起和射精功能等，而这些功能的保留无疑会大大提高直肠癌患者术后的生活质量。

所以，消化道肿瘤的根治手术是最大程度的降低肿瘤复发转移的风险，而最小程度的降低肿瘤患者的术后生活质量。TME 和 PANP 恰好是这两点的最佳诠释，从而使直肠癌根治术能够很好地找到两方面的平衡点，这也就是这两个专业词语在直肠癌根治术中被反复提及并倍加重视的原因。

为什么有的直肠癌患者不能保留肛门

直肠癌患者的特殊性在于直肠癌患者的手术直接关系到是否保留肛门，而能否保留肛门大大影响到直肠癌患者的生活质量。那么既然如此，为什么还是有些直肠癌患者不能保留肛门呢？我们还是从消化道根治手术的根治两字说起，所谓根治是尽可能地将肿瘤局部复发转移的风险性降到最低，同时在复发转移风险性最低的基础上尽可能地保证肿瘤患者术后的生活质量。那么对于直肠癌来说，我们首先应该考虑将直肠癌术后复发转移的风险降到最低，否则在风险性很高的情况下强行保留肛门，则不能称之为根治性手术，甚至在很大程度上失去了手术的意义。其次排便功能的保留绝非肛门本身的功能，而是直肠和肛门共同完成的功能，如果不能保留一定的直肠，而是只保留肛门，那么即使勉强保留了肛门，术后患者的排便功能仍然受到了很大的影响，甚至导致大便失禁的结果，无疑大大降低了直肠癌患者的生活质量，再次造瘘水平及术后护理水平的不断完善，使直肠癌造瘘患者的生活质量大大改善，很多时候大大好于勉强保留肛门患者的生活质量。所以直肠癌患者是否保留肛门，是一个综合考虑的问题，如果通过综合考虑，去掉肛门能够使直肠癌患者大大获益，那么将不考虑保留肛门。

腹部手术并不神秘

为什么黄疸较重的患者不能马上做手术

有的患者因为较重的黄疸入住医院，最后确诊消化道肿瘤，如肝癌或者胰头癌。对于罹患消化道恶性肿瘤的患者及家属，最希望的就是马上手术，可是有时候却得知不能马上手术，这是为什么呢？原因就在于，黄疸较重的情况下，消化道肿瘤患者的身体一般状况较差。同时黄疸会影响到患者的肝功能，营养状况，凝血状况等多种同手术及预后相关的因素，如果贸然马上手术，必然会增加手术的难度，风险性以及术后出现并发症的概率。所以，对于黄疸较重的患者，通常采用各种手段予以减轻黄疸，并逐步改善患者一般状况，肝肾功能等。待黄疸减退，肿瘤患者处于较好的状态时，再进行手术，无疑会大大降低手术的风险性和难度，并减少术后出现并发症的概率，最终使肿瘤患者获益。

为什么有些黄疸的患者手术要做得很大

黄疸的原因有很多，在这里专指壶腹周围癌的患者。壶腹周围癌包括胰头癌、壶腹癌、十二指肠癌以及胆总管下段癌。这几种癌虽然发生于不同的组织

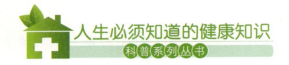

器官，但是在临床症状上则有诸多相似之处，且在发生部位上彼此靠近，所以所做的手术均为普外科非常大的手术，即胰头十二指肠切除术（Whipple 术）或 PPPD（保留幽门的十二指肠切除术），切除范围包括远端胃、胆囊、胆总管、十二指肠、胰头和上段空肠，切除后还要重建消化道。那么手术为什么要这样做呢？这就跟肿瘤发生部位的解剖有密切关系。在壶腹周围就像人类社会中道路的交通要道，食物从胃进入十二指肠，而分泌胆汁，输送胆汁的胆管也由此进入十二指肠，分泌胰液，输送胰液的胰管同样经此进入十二指肠，所以在此部位做手术切除肿瘤，必然会牵一发而动全身，并非单纯切除局部肿瘤而能解决问题，必然会摧毁整个交通要道，然后再实施重建消化道，所以这些患者的手术才会如此之大。

为什么有的消化道肿瘤患者不能做手术

消化道肿瘤所包含的肿瘤类型繁多，手术只是治疗消化道肿瘤的手段之一，并非全部。作为手术在各种肿瘤治疗中所起的作用，跟肿瘤的具体类型以及消化道肿瘤患者的具体情况有很大关系。首先某些消化道肿瘤并不需要做手术，或者手术并非治疗这些肿瘤的首选措施，比如胃肠道淋巴瘤，首选的治疗手段是化疗，单纯做手术治疗并不能使患者受益，只有在临床不能确诊，或者有出现并发症风险或者已经出现并发症的情况下才通过手术解决，但是仍是以化疗为主。其次消化道肿瘤患者需要做手术，但是还要考虑一个问题就是，这个患者能不能做手术，或者要权衡手术是否会令这个患者获益，某些消化道肿瘤患者发现肿瘤时已经发现全身转移，或者某些消化道肿瘤患者的肿瘤已经侵及重要脏器或者重要的神经血管。这些患者如果进行手术治疗，可能会有极高的手术风险，且手术本身并不能延长患者的生存期。那么可能也不需要选择手术，但是如果患者有出现并发症的风险或者已经出现并发症的时候，可能还需要进行某些姑息性手术来解除并发症的威胁，从而改善消化道肿瘤患者的生活质量。但是要说明的一点是，这些患者中的一部分，通过新辅助放化疗，部分患者能够使肿瘤降期，从而为消化道肿瘤患者赢得手术的机会，这无疑会令消化道肿瘤患者大大获益。再次是否应该行手术治疗，还要评估消化道肿瘤患者的身体状况，全面评估消化道肿瘤患者的各项身体机能，能否耐受消化道肿瘤手术，比如合并某些严重心肺疾患，身体状况不佳，不能耐受手术的消化道肿瘤患者，如果强行手术，无疑会令消化道肿瘤患者承受巨大的风险，所以这些患者或者不能手术，或者暂缓手术，全面治疗基础疾病，改善身体状况，有可能为手术赢得机会。

所以，综上所述，手术是治疗消化道肿瘤的重要手段，但是不是唯一的手段，同时手术前要评估手术能否使消化道肿瘤患者获益，从而决定消化道肿瘤患者是否行手术治疗。

腹部手术并不神秘

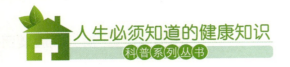
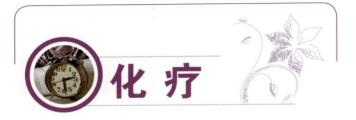

化 疗

放化疗可怕吗

对于肿瘤患者，谈到放化疗，通常是谈虎色变，脑海中首先闪现的就是肿瘤患者放化疗时巨大的不良反应。正因为肿瘤的放化疗有着众多的不良反应，所以如何发现对肿瘤治疗针对性更强的药物，如何发现放化疗中不良反应最少的药物，如何应用各种方法减轻放化疗期间肿瘤患者的不良反应，一直是肿瘤医学研究的重点和热点。随着多年的研究发展，各种治疗肿瘤的药物不断被发现，更佳的放疗方法措施的出现，都使不良反应有了很大程度的减轻。同时各种针对放化疗期间出现的不良反应的治疗方法不断应用于临床，大大减轻了放化疗期间肿瘤患者的不良反应。放化疗正变得越来越不可怕。但是目前临床尚不能做到放化疗期间完全没有不良反应，只是不良反应正在逐步减轻，随着医学的发展，放化疗正变得越来越不可怕。

消化道肿瘤术后为什么要做放化疗

不同的肿瘤有不同的诊疗规范。消化道肿瘤是肿瘤的一个分支，同样如此。所以，消化道肿瘤是否要做放化疗，要根据消化道肿瘤的类型及分期来决定。对于良性的消化道肿瘤来说是不需要做放化疗的。对于恶性的消化道肿瘤来说，根据病理类型以及肿瘤的病理分期决定是否需要做放化疗。那么，为什么很多消化道肿瘤不能单纯通过手术解决问题，还要做放化疗呢？这就回到了我们前面提到的恶性肿瘤的概念问题。恶性肿瘤的特性是具有侵袭性和转移性。作为手术治疗肿瘤只能做到局部治疗，通过局部规范的外科手术，能够做到局部比较根治的治疗，但是肿瘤达到了一定病理分期，即使临床检查没有发现肿瘤的局部扩散及远处转移，对于恶性肿瘤的侵袭性和转移性的特性来说，还是存在风险，那么就需要局部的放疗，以及全身的化疗来巩固治疗效果，对恶性肿瘤的潜在隐患进行治疗，从而提高恶性肿瘤的治疗效果，这就是我们为什么要对消化道肿瘤进行放化疗的原因。

化疗为什么要做好几个周期

化疗和放疗有一定的相似性。放疗是通过放射线对肿瘤进行治疗，化疗则是通过化学药物对肿瘤进行治疗，治疗的基础都是肿瘤细胞同正常组织细胞间的差异。肿瘤细胞同正常组织细胞间的差异就在于增殖的速度，以及增殖是否受身体控制。肿瘤细胞增殖迅速，不受身体控制，从而能够迅速增生，长大，扩散甚至转移至全身。化学药物种类繁多，都作用于细胞增殖过程中的某个阶段，对增殖细胞进行杀伤，从而达到治疗肿瘤的目的。

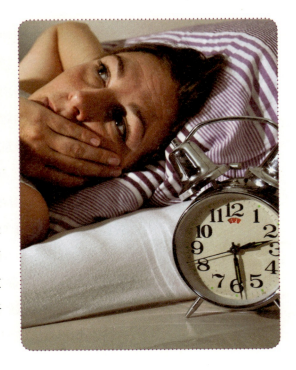

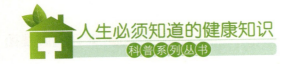
同时，因为正常细胞也有正常的增殖，难免对正常细胞进行杀伤，从而产生化疗的各种不良反应。肿瘤细胞不可能同时处于一个增殖阶段，同时一次用药剂量过大，不但对肿瘤细胞产生致命的打击，同时对正常组织细胞也产生严重的破坏。所以，化疗通常分几个周期进行，从而减小对正常的组织的杀伤程度，同时增加对肿瘤的持续打击。当然，化疗药物在不断改进，新的化疗药物不断被研究发现并应用于临床，再提高对肿瘤的杀伤作用的同时，也尽可能地减少对正常组织细胞的杀伤作用，所以如何增加化疗药物对肿瘤细胞的杀伤作用，同时减少对正常组织细胞的杀伤副作用，正是化疗药物研究的目标与方向。

什么是新辅助化疗

新辅助化疗是指临床表现为局限性肿瘤，可用局部治疗手段者，在手术或放疗前使用的化疗，那么为什么要选择这样的治疗方式呢？原因有几点，首先，新辅助化疗可以使局部扩散的肿瘤得到有效控制，从而使手术困难的患者能够施行手术，且手术能够达到根治水平。其次，新辅助化疗可以杀伤可能存在的微小转移灶，从而能够改善肿瘤治疗的预后。再次，新辅助化疗时肿瘤存在，能够明确了解化疗药物对肿瘤的治疗作用，从而为以后的辅助治疗提供指导意义。可是目前的新辅助化疗还存在很多问题，首先，缺少对肿瘤是否对化疗敏感的预测，从而在新辅助化疗中，肿瘤有进展的可能性。其次，新辅助化疗对每个个体不良反应程度难以预测，如果个体对化疗不良反应过重，很可能影响到后续的治疗过程。再次，肿瘤细胞具有不均质性，在化疗过程中，对化疗药物敏感的肿瘤细胞可能被大量杀伤，而对化疗药物不敏感的肿瘤细胞却因此获得了更多的拓展空

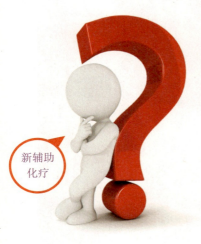

新辅助化疗

间，从而使新辅助化疗对后续的辅助化疗的意义存在局限性。当然，现在肿瘤的新辅助化疗还在不断深入研究的过程，而这些存在的问题正是新辅助化疗不断深入研究需要解决的问题。

化疗期间需要注意哪些问题

　　化疗药物种类繁多，但是都会引起相应的不良反应，这也是很多消化道肿瘤患者谈到化疗就异常恐惧的原因。那么对于常见的化疗药物引起的不良反应有所了解，无疑对消化道肿瘤患者做好心理准备，及时发现问题，并尽早告知医生，及时处理有很大的帮助。常见的化疗反应有：首先，骨髓抑制，表现为血细胞的减少，最快出现的是粒细胞减少，随后出现血小板及红细胞的减少，从而使化疗患者容易出现感染，贫血甚至出血倾向。其次，消化系统毒性，包括恶心、呕吐、黏膜炎、腹泻、便秘、肝功能损害等。再次，肾脏毒性、心脏毒性、肺脏毒性，不同的化疗药物产生的脏器毒性侧重不同，或产生相应症状，或无症状已经造成损害。最后，还有脱发，药物外渗，过敏反应，性腺机能障碍等相对少见的不良反应。当然还有某些药物有比较特殊的不良反应，比如奥沙利铂的神经毒性。

　　值得注意的是，针对这些化疗药物所出现的不良反应，都有针对性的药物予以治疗。随着研究的不断进展，化疗药物的不良反应不断降低，且针对化疗药物不良反应的治疗措施不断改进，使化疗药物不良反应的出现以及对人体的损害不断降低。所以，化疗患者要密切注意化疗期间出现的不适症状，早期通知医生，予以相应处理，将不良反应降到最低，并配合医生，定期做血常规，肝肾功能等相应的检查，了解化疗药物不良反应的情况，及时予以相应的处理。如果采取这些措施仍然不能减轻化疗药物的不良反应，则可以考虑调整化疗药物药量，更改化疗方案，甚至停止化疗。

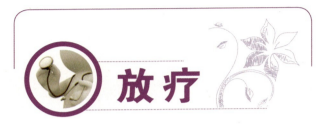

放疗

放疗是怎么回事

　　放疗简而言之就是通过放射线对肿瘤的治疗。如果说起放疗的原理以及放疗的方法和治疗原则，是非常复杂且专业性极强的，足可以写一本厚厚的论著，所以在这里只是通俗简单的介绍。所谓放疗是通过放射线对肿瘤的治疗。那么，为什么放射线能对肿瘤起到治疗作用呢？原因就在于肿瘤的特性。肿瘤细胞具有强大的增殖性，这种增殖性不但非常迅速且不受身体的控制。正常的组织细胞虽然也具有增殖性，但是却是受到身体严格控制的，增殖是有序且是符合身体需要的。

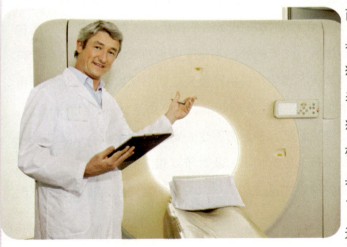

而放射线对增殖期的细胞具有较强的杀伤作用，肿瘤细胞同正常细胞的特性差异，决定了放射线对肿瘤细胞的敏感性。但是同样放疗对正常组织细胞也具有杀伤作用，也就造成了放疗的不良反应。针对这种情况，放疗采取分次进行的办法，同时严格按照肿瘤的分布区来调整照射野，以及目前应用的内照射，三维适型放射治疗，调强放射治疗等，无不是减少正常组织的放射损伤，增加肿瘤的放射剂量的措施。所以放疗的原则就是最大限度地杀伤肿瘤细胞，而最小限度地杀伤正常组织细胞，从中找到平衡，这也是放疗技术不断发展的目标和方向所在。

什么是新辅助放疗

了解了新辅助化疗，那么新辅助放疗的概念也就好理解了。新辅助放疗是在做其他治疗之前应用放疗对肿瘤进行的治疗。首先，新辅助放疗能够使肿瘤更为局限，甚至降低肿瘤的分期，从而能够缩小手术的切除范围，甚至使失去手术机会的肿瘤患者重新获得根治手术的可能。其次，对局限部位的微小转移灶进行杀灭，从而改善肿瘤的预后。但是同样新辅助放疗也存在一些问题，首先放疗毕竟是局部治疗，且治疗周期较长，治疗期间有肿瘤扩散的风险。其次，局部放疗后对手术的难度以及手术后组织器官的恢复有较大的影响，增加了手术并发症出现的风险性。所以，目前在行新辅助放疗的同时，有的辅以新辅助化疗，从而减少肿瘤扩散的风险性，有的延长新辅助放疗后手术的间隔时间，从而减少手术后并发症出现的风险。当然新辅助放疗同样处在研究以及不断改进的阶段，正在不断完善，从而达到最佳的肿瘤治疗效果。

新辅助
放疗

并不神秘
腹部手术

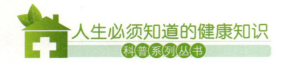

放疗期间需要注意哪些问题

　　肿瘤的放射治疗是一个漫长的过程，通常放疗时间在一个月左右，而针对不同部位的肿瘤，不同的患者，放疗都会采取个体化的治疗方案。尽管放疗手段不断改进，放疗期间仍然有很多问题需要注意。首先，皮肤反应，放疗的患者通常都会出现皮肤反应，如色素沉着、皮疹，甚至皮肤破溃，这些情况出现要及时告知医生，尤其是涉及隐私部位的皮肤问题。很多患者感觉难以启齿，但是这些都要及时告知医生，给以相应的治疗，甚至涉及更改放疗方案。其次，定期复查肝肾功能及血常规情况，因为放疗会对肝肾功能及骨髓造血情况产生影响，必须予以定期复查，了解器官功能情况。如果患者在放疗期间出现相应症状，比如感染、出血或者贫血时，要及时告知医生，予以对症处理的同时，必要时更改放疗计划。再次，放疗对黏膜的损伤，可表现为放射性胃肠炎等，有的影响患者的饮食，严重的甚至会出现消化道出血，这些都要密切注意，早期发现，在注意饮食的同时，早期告知医生，及时处理。值得注意的是某些放射性胃肠炎发生在结束放疗后很长一段时间，需要消化道肿瘤患者引起足够的重视，早期发现，早期诊疗。当然根据放疗的不同部位，还会有一些需要具体注意的问题，比如放射性肺炎等问题，这些都需要引起足够的重视，提高警惕，早期发现，早期处理，从而达到较好的治疗效果。

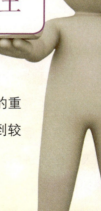

注　意

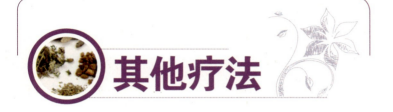

其他疗法

肿瘤的生物治疗是怎么回事

　　谈到肿瘤的生物治疗，就要了解肿瘤免疫学的知识。免疫系统是人类的防御系统，如果把人体比喻为人类社会的话，免疫系统不但是抵御外力入侵的军队，而且是使社会内部和谐的警察系统。人体的免疫系统抵抗外部因素的侵入，使人类免遭外因所致疾病的困扰，控制着内部正常组织的增殖过程，从而使人体处于和谐的健康状态。不过正常细胞有可能会逐渐发展成为肿瘤，肿瘤却能够使用各种办法逃避免疫系统的监视，发展到一定程度甚至能够破坏免疫系统，比如肿瘤的淋巴结转移，从而使肿瘤不断发展壮大，直至影响整个机体的健康。肿瘤的生物治疗，正是激活、调动人体的免疫力量，对肿瘤进行控制与杀伤，从而达到治疗肿瘤的作用。由此看来，肿瘤的生物治疗，就是通过各种手段作用于免疫系统以及细胞增殖的各个环节，从而对肿瘤起到控制或者杀伤作用，比如核酸水平的反义核酸、抑癌基因，从核酸水平对肿瘤进行治疗，还有在蛋白质水平的各种细胞因子，在细胞水平的各种免疫细胞的激活以及肿瘤疫苗等，还有免疫调节剂等针对免疫功能进行调节，从而增强免疫系统对肿瘤的杀伤作用。总的来说，肿瘤的生物治疗还是一种新兴的治疗方法，治疗方法众多，虽然很多还处于研究阶段，但是它的肿瘤的治疗作用及发展前景不容忽视，它的不断发展，将来必然为肿瘤的治疗贡献出巨大的力量。

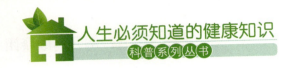

什么是肿瘤的靶向治疗

肿瘤的治疗措施经历了漫长的发展过程，随着医疗科学技术的进展，不断有新的治疗方式诞生，而肿瘤的靶向治疗正是近年诞生的肿瘤的治疗手段。总的来说理想的肿瘤治疗对肿瘤更有精确性，副作用达到最低，疗效更为彻底，而肿瘤理想的靶向治疗，正是这一概念的体现。所谓靶向治疗，如果不去探究深奥的医学术语定义，通俗来讲就是，定点治疗肿瘤，利用肿瘤细胞所特有的特征，或者细胞结构，在细胞水平、分子水平，针对肿瘤细胞所特有的蛋白、受体或者基因，有针对性地进行肿瘤治疗，从而达到彻底治疗肿瘤，避免误伤正常组织细胞的目的。恰如我们前面所举的例子，肿瘤细胞有如人类社会中的邪恶分子，我们要绝不手软地去打击这些邪恶分子。不过邪恶分子往往具有很好的伪装和欺骗性，如果我们能够明确邪恶分子所独有的特征，从而根据这些特征进行精确打击，无疑能够取得非常好的效果，而且能够把对善良的人民群众的损伤降到最低。

这一治疗手段正在蓬勃发展之中，在肿瘤治疗中能够起到很好的治疗作用。然而肿瘤的种类繁多，同一种肿瘤内部肿瘤细胞具有差异性，在治疗过程中，肿瘤细胞可能对靶向治疗具有耐受性，所以，肿瘤的靶向治疗为我们提供了一个非常有效且具有广大发展前景的治疗手段。但进一步完善并发现更多的靶向治疗药物，我们广大医务工作者的研究道路仍然任重道远。

什么是肿瘤的激素治疗

激素还能够治疗肿瘤吗？回答这个问题，首先我们要弄明白什么是激素。通俗来讲，激素是人体内分泌器官分泌的某种化学物质，这些物质虽然数量微小，但是却能够同相应的靶器官作用，对人体的生长发育，新陈代谢等方面产生巨大的影响，而人体内存在着数量众多的不同的激素，这些激素之间以及对靶器官产生着不同的作用，从而使人体达到平衡的健康状态。既然激素是这样一类物质，那么激素就有可能对发生肿瘤的器官组织以及肿瘤产生影响，或者促进，或者抑制，我们通过人为应用激素，或者与激素类似的药物，把促进肿瘤的激素的影响降到最低，把抑制肿瘤生长的激素的影响发扬光大，从而达到对肿瘤的治疗作用。

从上面的表述中我们能发现两个问题，首先激素除了对肿瘤施加影响，对正常的人体组织同样具有影响，所以激素治疗具有一定的副作用，我们的目标是发现对肿瘤更有针对性的激素或者激素类似物，将其对肿瘤的影响发挥到最大，对正常组织的影响降至最低，从而达到最佳的治疗效果，这也是激素类药物不断更新换代的方向。其次，激素只是对肿瘤施加影响，并非直接杀伤肿瘤，所以肿瘤的激素治疗只是治疗的手段之一，多同手术、放化疗等治疗手段联合应用，从而达到最佳的治疗效果。

当然肿瘤的新的激素药物不断被应用于临床，目前对前列腺癌、乳腺癌等均具有较好的治疗作用，对于肿瘤的激素治疗仍在不断研究探索之中，希望不久以后有更多、更为精确的激素类药物诞生，这是医务人员以及广大患者的福音。

什么是肿瘤的基因治疗

基因携带着遗传信息，通过转录、翻译等过程，控制着人体的生长发育以及新陈代谢等，而通过对肿瘤病因学的研究，基因在作用在肿瘤的发生、发展过程中参与其中，有些基因甚至起着至关重要的作用，而从正常组织发展为肿瘤，在基因方面也有相应的变化，而人体各种肿瘤细胞共同的特点是在染色体、基因水平存在异常，从而使肿瘤细胞的生长失去调控，肿瘤细胞过度生长，最终发生

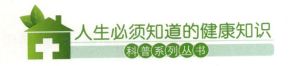

对正常组织的压迫，甚至侵袭，会对整个人体造成致命的影响。

如果我们在基因水平将基因的异常进行纠正，从而在根源上治疗肿瘤，那无疑是最理想的肿瘤治疗手段，可是目前的情况却是，理想离现实还有漫长的距离。首先，人类的基因组庞大，虽然人类基因组的测序工程已经完成，但是对基因的表达与否，基因的作用以及如何调控，在很大程度上还是空白。其次，人体的肿瘤种类繁多，不同肿瘤，或者同一种肿瘤不同个体之间，基因异常的情况有着非常大的区别，从而为肿瘤在基因水平的治疗设置了重重障碍。

肿瘤的基因治疗一直在不断发展之中，基因的功能在不断得到认识，肿瘤基因的异常也不断被发现确定，比如对抑癌基因，肿瘤基因的研究，就不断有新的相关信息被发现，针对基因的肿瘤治疗手段也在临床试验之中，部分已经应用于临床。

所以，谈及肿瘤的基因治疗，无疑前景是光明的，但是研究道路蜿蜒曲折，研究人员任重道远，但是只要有了目标，只要有了努力的方向，相信将来在对抗肿瘤的过程中，基因治疗一定能发挥巨大甚至关键的作用。

肿瘤的中医治疗怎么样

提及肿瘤的治疗，当然不能忘记我国的传统医学：中医。中医中药同西医具有几乎完全不同的理论体系及治疗策略，在漫长的发展过程中，都形成了各自独特的理论，并对疾病在不同方面采取了行之有效的治疗措施，所以阐述中医与西医，我认为用异曲同工来形容更为恰当。

随着医疗技术的不断发展进步，广大医务人员逐渐认识到，也许中西医理论结合才是医学发展的最佳途径，在肿瘤治疗方面也同样如此。目前应用于临床有种类众多又行之有效的中药，中成药应用于临床治疗肿瘤，在肿瘤的治疗中发

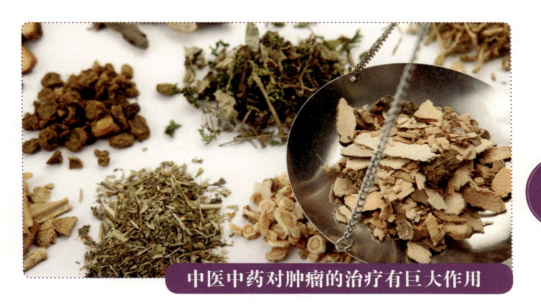

中医中药对肿瘤的治疗有巨大作用

挥着巨大的作用，同时肿瘤在西医的治疗过程中起着很好的协同作用，比如手术后肿瘤患者的恢复，化疗后对不良反应的减轻及调养作用，使很多患者在手术后能够较快恢复，能够减轻化疗等治疗所带来的不良反应，从而使肿瘤患者的生活质量得到很大提高。

中医中药更注重在宏观上治疗肿瘤，在针对肿瘤的过程中，更注重于发觉并强化人体抗肿瘤的作用，并且能够对西医的各种治疗手段所带来的副作用有很好地减轻及促进恢复等效果，所以目前医务人员越来越认识到中医中药对肿瘤患者的治疗作用，为中医中药的发展进步提供了条件。

所以，在治疗肿瘤的过程中，我们绝对不能忘记我国传统医学中医中药的巨大作用，将中西医手段结合起来，共同对抗肿瘤，无疑能够达到更佳的治疗效果。

糖尿病的
胃转流手术治疗

什么是胃转流手术

　　糖尿病是全世界性的医学难题。目前，中国糖尿病患者超过 4 千万。胃转流手术 (Gastric Bypass，GBP) 是国际糖尿病联盟、美国糖尿病协会公认的一种糖尿病治疗新方法。早在 1885 年，奥地利外科医生 Theodor Billroth 首创该术式，用于解决远端胃

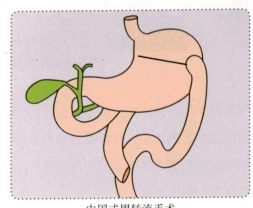

中国式胃转流手术

癌切除病灶后的消化道重建难题，20 世纪 50 年代开始 GBP 用于治疗肥胖症患者。该术式主要由两部分组成，一是分隔或切断胃形成近端小胃腔和远端大胃腔，且两者不相通，二是近端胃腔与小肠吻合，重建消化道的连续性。正因为该术式改变了食物的流向，所以命名为 GBP。

为什么胃转流可以治疗糖尿病

如何发现 GBP 可以治疗糖尿病

　　20 世纪 50 年代，被誉为减肥外科之父的爱荷华大学 Edward Mason 教授，

最早发现肥胖症伴糖尿病的患者术后血糖水平明显改善，甚至在出院前就不再需要使用胰岛素。

1980 年，东卡来罗纳大学医学院 Walter Pories 医生也发现了与 Mason 描述的相同现象：患者术后不再需要使用胰岛素。1995 年，Pories 最早报道了 GBP 术后的临床随访研究，共纳入 146 例肥胖症伴糖尿病患者，随访历时 14 年，糖尿病的治愈率达 80% 例 (121/146)。该篇文章发表于 1995 年《外科年鉴》杂志，立刻引起了学术界的极大关注。

2003 年俄亥俄州 Cleveland 诊所的 Philip Schauer 医生发表了一篇临床随访研究文章，1160 例 Roux-en-Y GBP 患者术后随访 5 年，其中 191 例患者伴有糖尿病，随访发现 83% 的患者糖代谢恢复正常。2000 年以来，多中心大样本的临床随访研究反复证明了 GBP 治疗糖尿病的这一事实，每年全世界公开发表的关于胃转流手术的文献超过 100 篇。

腹部手术并不神秘

手术治疗糖尿病是因为体重减轻了吗

手术的降糖作用与术后患者的体重减轻无关。原因为 ①血糖水平改善早于体重减轻：通常 GBP 术后 10 天内，患者的血糖水平开始下降，此时尚未发生体重的明显减轻；GBP 术后 1 月，患者血糖水平已经恢复正常，体重指数仍然超出正常标准 80%，也就是说手术后患者血糖水平的下降早于体重的减轻。②动物实验研究发现：GBP 创始人的 Francesco Rubino 教授最早报道非肥胖大鼠实施 GBP 手术后同样可以观察到降糖现象。上述资料表明术后血糖水平改善与体重下降并无关。

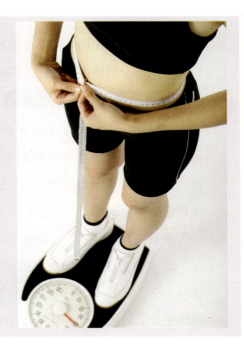

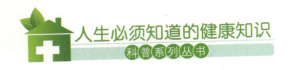
手术治疗糖尿病是因为进食量减少了吗

手术的降糖作用与术后进食量减少无关。原因为 ①在减肥术式中，限制摄食作用最强的减肥手术是 AGB（可调节式胃束带术）等纵行减肥手术，而不是 GBP。然而 GBP 对糖尿病的治愈率（83%）明显高于 AGB（40% ~ 47%）。②实施减肥手术后，患者的残胃尚可扩展，进食量可以逐渐增加至接近术前进食量，这也是肥胖患者术后减肥失败的原因。③我们的前期研究表明：GK 大鼠（非肥胖糖尿病模型）实施保留全胃的转流手术后，其摄食量与对照组相比无显著差异，术后体重反而增加，术后 4 周空腹血糖水平及糖耐量明显改善。过度的食物摄入既不能解释糖尿病的发病机理，也不能解释并非所有的肥胖患者均伴有糖尿病。因此，GBP 的降糖作用与食物摄入减轻无关。

为什么 GBP 可以治疗糖尿病

全球多中心大样本的临床研究已经相继证实：胃转流手术对糖尿病有确切的治疗作用，糖尿病的治愈率可达 80%。2009 年 6 月 ADA 首次将胃转流手术纳入新版糖尿病治疗指南。至此，越来越多的学者开始研究 GBP 的降糖机制。该领域研究已经成为全球学术界"热点"课题。

胃肠道的神经内分泌机制完美地解释了医学界的疑惑。详细阐述如下。

现在研究表明：胃肠道除了担负消化吸收功能外，还是体内最大的"内分泌器官"，共有 10 余种内分泌细胞分布于胃肠道的特定部位，并且不同部位的细胞所分泌的激素也不相同。启动激素分泌的"开关"是胃肠道内的食物，即胃

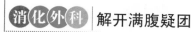

肠道有食物通过就有激素分泌，反之则无分泌或少分泌。

在生理状况下，胃肠道内分泌激素通过肠道—胰岛轴，双向调节胰岛内分泌功能，具体说就是上消化道内分泌激素主要作用是抑制胰岛功能，而下消化道内分泌激素主要作用是促进胰岛功能。

然而，在病理状态下，糖尿病患者的肠促胰素的表达明显下降。肠促胰素是最主要促胰岛功能的激素，由小肠中段以远的小肠所分泌。因此，消化道胃肠激素水平失常是糖尿病的发生发展机制之一。

GBP 的独特之处在于改变了食物的生理流向，按照食物是否通过分为两部分消化道区域：①食物转流区。消化道无食物通过时，该处消化道内分泌激素无分泌或分泌减少。②食物流经区。接纳未完全消化的食物时，该处消化道内分泌激素有分泌。

GBP 的本质是人为地重建了胃肠道激素的平衡状态，即食物流经区肠道激素水平明显高于食物转流区胃肠道激素水平。也就是说，促胰岛功能作用大于抑制胰岛功能作用。通过肠道—胰岛轴，胰岛的增生、再生和释放功能大大改善，这才是手术治疗糖尿病的机理。我们的前期研究发现：手术后血浆肠促胰素的表达水平上升与血糖水平的下降有关。

为什么说糖尿病是一种"肠道疾病"

一百多年来，糖尿病领域的众多学者前仆后继地致力于研究糖尿病的发病机制，多数学者认为糖尿病是胰腺内分泌的疾病。这种根深蒂固的观念，禁锢了研究人员的思维活动，阻碍了探求真理的脚步。正因为如此，糖尿病的发病机制至今尚不完全清楚。现在的研究观点认为：糖尿病的发病原因不是胰腺内分泌部的问题，而是调控胰岛的机制障碍，其中激素水平的调节机制主要就是胃肠道的神经内分泌机制，也就是说：上游的肠源性内分泌激素调节机制减退，导致了下游的胰岛功能障碍，我们要为胰腺这个"替罪羊"平反。从肠道的内分泌调节机制角度看，糖尿病可以认为是一种可以手术治愈的"肠道疾病"。

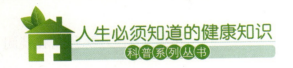
相信随着对手术治疗糖尿病机制的深入研究，人类将会对糖尿病的发病机制有一个全新的认识。

胃转流治疗糖尿病的效果

中西方糖尿病流行病学差别

糖尿病迅猛流行势不可挡，尤其在亚洲，随着城市化进程带来的生活方式改变，糖尿病患病率迅速增加。而且，与西方人群相比，亚洲2型糖尿病患者有其自身特点：①发病更早，30~40岁人群发病率较高，且大多数患者为45~64岁。②β细胞功能受损更早且更严重。③总体肥胖率较低但腹型肥胖明显。④中国人的饮食习惯为五谷杂粮、青菜等低脂饮食，因此多数中国的糖尿病患者是以胰岛功能减退为主伴不同程度的胰岛素抵抗的发病背景。西方的饮食习惯为高脂饮食，糖尿病患者75%伴有不同程度的肥胖，因此是以胰岛素抵抗为主的发病机制。上述患病背景和发病机制方面的差别决定了，在中国开展胃转流手术治疗糖尿病不能照搬国外治疗肥胖症伴糖尿病的治疗经验，必须寻找一条适合中国国情的胃转流手术之路。

中国式胃转流手术的特点

中国式胃转流手术适应的人群是非肥胖的糖尿病患者，主要的治疗目标是糖尿病而不是肥胖症。依据我们的前期科研成果：①在临床研究方面，手术治疗糖尿病的内分泌机制主要与肠道激素有关，与胃部激素无关。②在实验研究方面，实施保留全胃的小肠转流手术后，GK大鼠2型糖尿病血糖水平逐渐下降至正常。因此，我们设计了中国式胃转流手术。该手术创新点是：①增大近端保留胃容积至整体胃容积的30%。②依据患者BMI，设计个性化的小肠营养袢长度。

综上，国内2型糖尿病病情不同于国外，国内GBP手术大多模仿欧美国家的减肥手术术式，而传统减肥术式存在较多并发症。我们自主创新，在国内外最早建立中国式胃转流手术，总结了胃转流手术治疗糖尿病的中国经验，走出了一条适合中国特色的胃转流手术之路。

胃转流手术有哪些风险

传统减肥术式的手术并发症

从减肥术式的设计角度出发，传统减肥术式的胃转流手术主要用于治疗重度肥胖症，往往是其他减肥方法不佳的患者。最初设计减肥术式的灵感来源于第一次世界大战中，创伤所致的短肠综合征的患者。该类患者因为消化吸收功能障碍，常常体重迅速减轻，伴随不同程度的营养不良，甚至死于此病。减肥外科医生参照外伤性短肠综合征，设计了这种减肥术式，为了达到减轻体重的目的，人为地造成患者摄入减少、吸收障碍的状态。常见的手术并发症分为近期和远期并发症。其中，近期并发症有吻合口漏、吻合口出血、吻合口溃疡、肠梗阻和肺栓塞等，见于 5%~10% 患者。远期并发症有营养缺乏所致病变、胆石症、腹内疝、吻合口狭窄等，营养不良主要以铁、钙、叶酸和维生素 B12 缺乏为主。

中国式胃转流手术并发症情况

中国式胃转流手术主要用于治疗非肥胖的糖尿病患者，而不是肥胖伴糖尿病的患者。该术式的关键是小肠转流，而非缩小胃容积，因此保留了较多的胃容积和小肠有效吸收面积，对患者术后进食量和体重干扰较小。与传统减肥术式相比，患者术后发生营养不良等远期并发症的概率大大减少（约为 1‰），术后近期并发症主要有吻合口出血、吻合口炎、胃肠功能

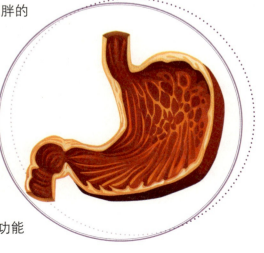

失常等并发症。这些手术技术层面的问题与术者的手术技能和医院的整体医疗水平密切相关，其影响因素主要有术者对糖尿病及其并发症相关理论的掌握情况、糖尿病患者术前准备、糖尿病围手术期的管理和并发症的综合诊治能力。总体上，胃转流手术并发症的发生概率与常规胃肠良性疾病手术相差无异。因此，经过改良的具有中国特色的胃转流手术是一种适合中国人的安全术式。

为什么胃转流手术后容易发生胃瘫

胃瘫，简单讲就是胃瘫痪，不能蠕动了，吃的东西不能下行到小肠、结肠，表现为肚子胀、恶心、呕吐、不能吃饭。严重者会引起身体代谢失常，严重营养不良。胃瘫发生的原因主要有两方面，一是糖尿病本身，二是手术损伤。糖尿病会破坏胃肠的神经系统，使得胃肠功能受到影响，糖尿病患者腹胀就是这个原因造成的。胃转流手术本身会损伤胃壁，破坏胃的神经分支，手术后会有一过性胃肠道不蠕动。大多数患者手术后 3 天能够恢复，但是也有少部分患者恢复较慢，就是胃瘫。一般需要治疗 2~3 周才能恢复。一旦出现胃瘫，需要患者和医生耐心细致的治疗，包括胃肠减压、营养支持，甚至胃镜检查。

糖尿病外科治疗须知

腹腔镜胃转流好还是开腹胃转流手术好

目前医学界比较认同的胃转流标准是，2 型糖尿病，体重指数高，内科药物治疗效果不好或者难以坚持，或者有药物不良反应。年龄小于 65 岁。

胃转流手术分为开腹和腹腔镜下两种方法。开腹胃转流手术创伤较大，但是手术相对容易，术后并发症较轻，费用低。腹腔镜胃转流手术创伤小，手术后恢复快，是目前全世界都在努力的方向。还有采用机器人辅助下胃转流手术，手术更为精细，但是，手术费用高，有腹腔镜相关的并发症。

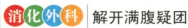
术前必须做的专项检查有哪些

（1）胰岛功能检测。口服糖耐量试验，胰岛素释放试验，C- 肽释放试验，糖化血红蛋白。

（2）肠道激素检测。

（3）LADA 实验。谷氨酸脱羧酶抗体 (GAD-Ab)，胰岛细胞抗体 (ICA)，胰岛素自身抗体（IAA），酪氨酸磷酸酶抗体 (IA-2Ab)。

哪些是糖尿病易患人群

（1）年龄 ≥ 45 岁，BMI（体重指数）≥ 24，以往有空腹血糖异常或糖耐量减低者；

（2）有糖尿病家族史者；

（3）血脂异常者；

（4）有高血压或心脑血管病变者；

（5）年龄 ≥ 30 岁的妊娠妇女；有妊娠糖尿病史者；曾经分娩巨大儿者等；

（6）常年不参加体力活动者；

（7）某些特殊药物（激素、利尿剂等）使用者。

糖尿病患者手术时可能遇到的问题有哪些

随着糖尿病发病率的增加，糖尿病患者合并外科疾病且需手术治疗的日益增多。然而，糖尿病患者需外科手术时，从外科角度出发，可能会遇到以下问题：

（1）糖尿病患者在手术或麻醉时体内儿茶酚胺、胰高糖素及类固醇激素等分泌增加，血浆胰岛素不

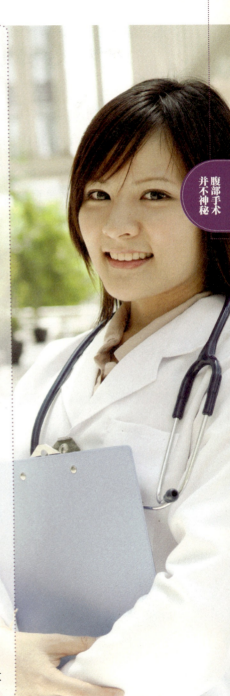

腹部手术并不神秘

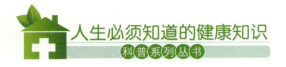

足，势必加重糖尿病。

（2）糖尿病患者易发生动脉粥样硬化，常合并有心、脑、肾等重要脏器的损害，手术时应慎重。

（3）糖尿病患者由于体内糖、蛋白质及脂肪代谢失常，机体抵抗力减弱、白细胞吞噬能力差，且糖尿病的微血管病变导致血循环障碍，高血糖有利于某些细菌生长，故糖尿病手术时易并发感染，伤口不易愈合。

（4）糖尿病患者由于胰岛素绝对或相对不足，不仅引起糖代谢失常，而且同时出现脂肪及蛋白质代谢紊乱，这给糖尿病患者输液及补给热量带来一定困难。

（5）糖尿病患者不仅易发生动脉硬化，而且糖尿病特有的微血管病变遍布周身，尤其在视网膜及肾小球部位表现最明显。

总之，由于糖尿病代谢失常及全身的血管病变致使心、脑、肾等重要脏器发生损害，故对需要手术的糖尿病患者，应充分做好术前准备，以保证患者安全度过手术期。

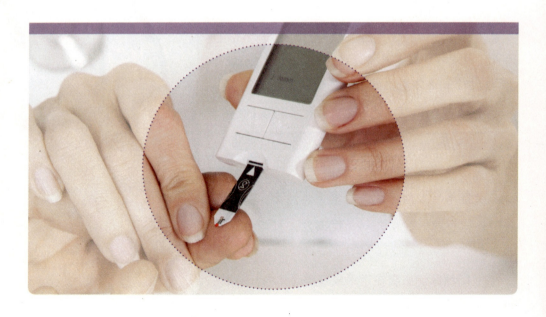

糖尿病患者术前须做哪些准备

（1）术前应使患者了解自己是糖尿病患者，并应得到医生的合理治疗以使病情稳定。

（2）术前除判断一般外科危险因素外，尚应正确掌握糖尿病合并症引起的主要脏器损害程度，并积极治疗糖尿病。

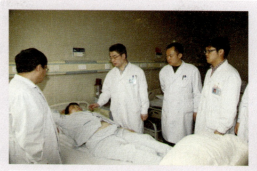

（3）应在术前3～4天测尿糖、尿酮体、血糖、钾、钠、氯、尿素氮、二氧化碳结合力及心电图等，通过检查对糖代谢、心肾功能有比较清楚的了解。

（4）糖尿病的控制。轻症糖尿病单靠饮食疗法即可控制；饮食疗法不能控制的糖尿病应改用普通胰岛素治疗；原为口服降糖药者，应在术前1天改用普通胰岛素治疗；原用长效胰岛素者，应于术前改用普通胰岛素治疗，以便调节胰岛素用量。

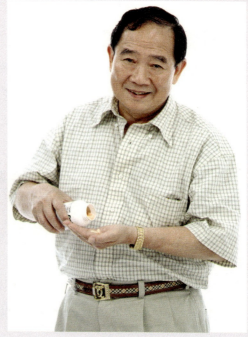

（5）术前糖尿病控制标准。通常使空腹血糖保持在8.9毫摩/升以下，24小时尿糖定量低于10克，无酮症和酸中毒。

（6）手术前夜可服用镇静剂及催眠剂，以解除患者的不安心情。

腹部手术并不神秘

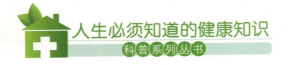

糖尿病患者紧急手术的注意事项有哪些

严重糖尿病酸中毒或昏迷状态患者又合并消化性溃疡或出血或急性绞窄性肠梗阻时，若推迟手术可危及生命或使肠段坏死。此时需内、外科医师密切合作，一面积极处理酮症酸中毒，一面在麻醉医师配合下进行抢救手术。

对急性胆囊炎、急性胆管炎或胃穿孔伴有急性腹膜炎等糖尿病患者，应立即测血清丙酮和电解质、血糖和尿糖等，并立即开始静脉输入生理盐水、进行其他各项术前准备。若测定结果有严重的酮症酸中毒时，可先积极处理酮症酸中毒，手术可推迟数日。

糖尿病患者术后处理事项有哪些

轻症糖尿病患者做小手术，术后饭食同手术前一样。若胃肠手术不能进食者，应持续静点葡萄糖液，每日摄入葡萄糖总量在 150 ～ 250 克，同时给普通胰岛素，葡萄糖与胰岛素的比例为 3 ～ 6 克：1U，并根据糖尿病的程度、麻醉情况、手术范围及程度，术后应认真观察血压、脉搏、体温等生命指征。同时，需测定血糖、尿糖及酮体、钾、钠、氯等，根据检查结果，调整水盐代谢及纠正糖、蛋白质代谢异常。

术后每 2 小时测尿糖及尿酮体 1 次，术后酌情每 4 ～ 6 小时检查 1 次。一般空腹血糖保持在 83 ～ 111 毫摩 / 升，尿糖在 "+"、"++" 时较为安全。一般术后 1 ～ 3 天进流质饮食，4 ～ 6 天恢复正常饮食，当每天能摄入碳水化合物 120 克时，可停止静脉输葡萄糖液，并恢复术前糖尿病治疗方案。

术后肠粘连

肠粘连概念

什么是术后肠粘连

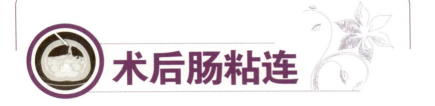

亲爱的读者，我叫肠粘连。由于肠梗阻的缘故，现在大家都认定我是个坏孩子。您要是想了解我关心我，愿意知晓我的身世、感受我的得意和忧愁，理解我对未来的期盼，就请听听我的诉说吧。

先从我名字的由来说起。正常人体腹腔的内表面覆盖了层薄又亮的光滑腹膜，腹腔内的脏器表面也都被覆了这层腹膜，这就如装修一新的居室里的墙纸和地板膜一样，腹部脏器就是这居室中的各色家具。腹膜围成的腔隙就叫腹膜腔，或者简称腹腔。所不同的是腹腔在生理状态下，是处于真空负压状态，腔隙是潜在的，就好比一个充气帐篷抽走了空气后萎陷的状态一样，这中间只有少量的润滑液。脏器表面有了腹膜的包裹，就能在一定范围内能相互滑动。这样的脏器主要有小肠、横结肠、乙状结肠、胃，还有肝脏、胆囊、脾脏、子宫、输卵管、卵巢、大网膜等。当这些脏器与腹壁、脏器与脏器相互间原本相贴但可分离的腹膜，粘附在一起不能分开时，医学上就称为腹膜粘连或腹腔粘连，这才是我的真名。每当腹腔里发生炎症、损伤、感染和缺血等病损后，腹膜在修复愈合过程中也就开始了我的人生旅程，尤其是腹部手术后几乎总能见有我的存在，就此还专称我为"术后腹腔粘连"。我本身并不害人，还算是良民，但就有些拉帮结派的小毛病，喜欢和别人黏糊，常常在手术切口周围，将小肠壁、肠系膜和网膜这些兄弟哥们纠集在一起，搞些小团体活动，让患者感到腹部纠结难受，有时也会影响到肠道的通畅。不过这种情况也不太出格，只是时常让患者肚子疼，吃东西不爽，多半不碍事。对此很多医生不以为意，对我很是轻视和不屑，没以病态的地位和身份来待我。当患者饮食不节或是有胃肠道功能紊乱时，我这些抱成团的哥们，常常只知道自己的利益，不肯谦让顾全大局，也会闹出些惊天动地的事来，最终造成胃肠道这条生命要路的堵塞不通，也就是发生肠梗阻了。这种由我而起的肠梗阻就是医学上所称的粘连性肠梗阻，之前默默无闻的我就这样一举成名。粘连性肠梗阻现已是最常见的肠梗阻类型，医生都认定我是造成肠道"交通堵塞"的第一人。在这种背景下大家叫我肠粘连还真贴切，真名反而不为人知了。

发生肠梗阻后，寻找病因作针对性处置肯定是医生们的第一要务。他们现在已经有了超声、X射线、CT、磁共振等高科技侦查手段，要是肠道的肿瘤、炎症、套叠、扭转、血管闭塞、畸形或异物堵塞等哥们干的，几乎一查一个准，这只怪他们个性太张扬了，容易被人识别。

气腹造影CT检查显示腹壁下网膜肠管粘连

术后肠粘连

因为我平素就低调，隐身术又高超，做了坏事常不留痕迹，临床那些检查方法又没法叫我现形。真像鬼神一般叫人捉摸不透，只有剖腹探查或是腹腔镜检查才能找见我，但代价太大没人愿意这样做。为此我挺得意的，因为现在是法治社会，医学也讲循证治疗，肠梗阻发生后，嫌疑归嫌疑，可证据不足你总不能以"莫须有"来定我的罪吧。我也不是熊包吃素的，真有些蒸不烂煮不熟打不死的邪功夫，我那喜欢死缠烂打的个性，谁要是让我粘上就跟他个没完没了。你真要是硬来分离我，我就较劲地更重更狠地给你再粘上，就这一点医生真不敢小瞧我。只要我不逼出人命，医生就不会轻易拿手术刀来和我玩真的。我通常也不那样张狂，往往是闹腾一阵见好就收，这样也就彼此相安避让。出事了能息事宁人当然最好，省得大家闹得脸红耳赤的，彼此都尴尬难受。

当代医学进步尽管惊人，可至今没有找到防我治我的好办法，什么药物都无奈我何，只能是用手术的方法才能将我分开。现今医生都只是在肠梗阻发生时才会向患者施以援手。我知道医疗的原则就是维持安定团结，让患者得过且过。只要自己对医生们隐藏好，不留证据，尽量不去正面交锋。在这种绥靖政策下，他们只能睁一只眼闭一只眼，治疗措施具体到我本人都是无关痛痒，我也就能长期在患者的肚子里偷着乐。这不能全怪外科医生姑息养奸不作为，实在是一边查无实据，另一边太害怕我卷土重来，投鼠忌器他无法下手。可怜我的患者，无论我怎样摆布折腾他们，都因无凭无据而投医无门。没人给说句公道话的，长年累月的哑巴吃黄连，这种现状不仅让他们吃透了苦，而且精神都快要崩溃了。不过任何事情都有两个方面，术后的病痛因素多多。如术前误诊、手术质量不高、病情复发、功能紊乱等等，实际上并不是我的错，这些具体原因，都需要仔细斟酌排查。一些不求甚解的医生，就想当然地都归罪到我的身上，于是我就成为腹部术后各种得不到合理解释病症的最佳答案。我自然无法现身来辩白自己的无辜，

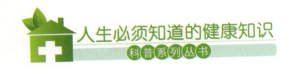
这时才理解庙中受供的鬼神，也有郁闷的时候。

现代医学的快速发展，使我这种说不清道不明的混沌现状终于有了变化。2007年初武警总医院普通外科的医生创建了气腹造影螺旋CT影像检查的新技术，将长期遮掩我的神秘面纱揭去了，还我本来面目。这种方法简便而且安全，无需麻醉，很容易完成，而且影像还可以三维立体模式展示，清晰度出奇的好，相当于做了次静态的腹腔镜检查。要知道真正的腹腔镜检查的规矩太多太烦人了。首先是全身麻醉，只有在手术室里进行，跟正式手术没有太多区别，它的创伤性和常规性检查自然不在一个层次级，所以医生患者都很难接受。腹腔镜检查只能从固定的摄像头方向来观察我暴露的外表，而气腹CT检查这种虚拟腹腔镜技术不仅是任何视角都可展示我的全景像，而且能够透视，入木三分，将我的层次结构邻里关系都看得明明白白。这种检查对手术操作能起到导航性指导作用，用按图索骥的成语来形容一点也不过分。直到这时，医生才知道我坏到了什么份上，是不是还可以通过手术把我教育好"修正"过来。我也不见得总是铁板一块，有时候的粘连就那么"寸"，只有一小点，却坏在关键部位。让我走下神坛，在芸芸众生中将有决心痛改前非的我给找出来的，就是气腹CT。通过腹腔镜这样的微创手术方法将我松解开来，只要方法得当，就能消除患者的痛苦，给我一次洗心革面重新做人的机会。

其实我本善良，一开始并不是一个坏孩子。不是我夸口，要是没我，腹腔里的伤口不见得能够愈合。任性的我后来自己都不知怎样走上了邪路，给人们带来无尽的麻烦，惹得今日人人讨厌。只是由于我太爱躲躲闪闪，不善于表达自我，成长过程中人们就无从了解我，无法在关键的时候来约束管教好我。好多江湖游医，抓住我无法现身洗刷清白的特点到处行骗，装神弄鬼。他们吹嘘的神药，实际上对我丝毫无损，可患者还在那儿一个劲的吃啊喝啊，真让我既着急又无奈。

手术后的许多并发症根本就和我无关，长期以来我却背负了各种骂名，任

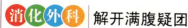

由别人把脏水泼在我身上，替罪羊的感受让我郁闷了许多年。现在我真开心，有气腹CT颁发的身份证，以后就可以堂堂正正地清白为人，不会再让人随便"忽悠"了。更是希望大家在了解我的身世后，不要对我一味地心存偏见，要看到我向善的一面。真心希望医生以此契机，弄清我是什么时候开始学坏了，找出预防治疗的好办法，让我只做善事不做坏事，这样我也有个好的名声和归宿。

肠粘连问题的由来

腹部是人体最重要也最柔弱的部位，由上方的膈肌、中间的腹壁、下方的骨盆及盆底围成腹腔，将腹腔脏器容纳其中。腹壁分为后腹壁、前腹壁和侧腹壁。后腹壁由脊柱和强健的厚层肌肉的组成，各种内脏、大血管均根植附着在后腹壁上；前腹壁则由柔软的薄层腹肌组成，它具有较大的延展性；侧腹壁为厚层肌肉向前腹壁的过渡区域。膈肌是分隔上部的胸腔和下部的腹腔的肌性软膜，由于不能抵抗压力的变化，所以由呼吸节律引发的胸腔压力变化，很容易通过膈肌传导到腹腔，使得前腹壁也随呼吸节律一致地起伏。吸气时膈肌下降，腹壁膨隆，呼气时膈肌上抬，腹壁下陷，这就是所谓"气纳丹田"科学原理。正常腹腔的内表面及内脏都有薄薄的光滑的腹膜包裹，生理状态下腹腔是个潜在的腔隙，犹如包装食品真空袋，前后腹壁和脏器紧贴在一起。腹膜能分泌少量的润滑液，使得腹腔内的脏器相互间能滑行移动。成人整个小肠长约4～5米，它们是由扇子面样的肠系膜，系附在后腹壁上，肠管沿着扇缘排列，形态就像植物鸡冠花样，盘桓在腹腔里，用"九曲回肠"来形容一点也不过分。这样小肠的游离度就很大，使得它们能较好地适应自身的生理功能。肠内容物在如此盘曲肠管里能畅通运行，很重要的原因就是肠管能较好的蠕动，而在一定范围内肠管间能相互滑行，所以就局部来说都是"直肠子"，肠腔内容物是直道运行，就不易发生堵塞。

当腹膜由于损伤（创伤、手术）、感染（阑尾炎、胃穿孔）、异物（内出血、手套滑石粉、线结）刺激，局部就会渗出一种叫纤维蛋白原的胶状液，它很快转变成叫纤维蛋白的凝结物，覆盖在受创或感染的腹膜表面，起到保护修复作用。纤维蛋白初始具有较大的粘附性，会使得相互贴近脏器的腹膜粘连在一起。导致一个时期的腹膜间的相互粘附，这称为纤维素样粘连。而后经过表面的上皮细胞再生覆盖，完成腹膜创面的愈合。创伤愈合后，机体如能很好地吸收掉这些纤维蛋白，就不会遗留任何痕迹。如果吸收不全，粘连组织就可引发机体发生机化反应，有胶原和新生的血管组织生长其间，使得纤维素样粘连发展成纤维血管性粘连，可持续存在，类似皮肤损伤后形成瘢痕疙瘩一样。日后还可发生增生、挛缩，对粘连的组织、器官产生牵拉压迫作用，从而引发相关症状。

腹腔粘连最常见的是和腹壁手术切口的粘连，阑尾手术和妇科手术切口位置低，小肠管、大网膜受重力作用常坠悬于伤口处，易与腹壁切口内面的创面发生粘连。这种和前腹壁粘连的类型称壁性粘连，而仅见于肠管、网膜、内脏之间的粘连而前腹壁光滑正常的类型称内脏性粘连。前者和手术关系密切，是术后肠粘连的主要形式，后者则多见于腹腔内炎症感染。腹腔粘连多数是无害的，许多有过腹部手术的患者因种种原因再次手术时，常常在腹腔里发现粘连，而患者毫无相关症状或不适，但也有少部分患者因腹腔粘连导致病痛。由于腹腔粘连多半是小肠粘连，主要影响肠管的运动而产生症状，所以术后肠粘连成了腹腔粘连更通俗的说法，同时也具有了不同于腹腔粘连的新涵义。

腹腔粘连形成后最大的危害，就是成为发生粘连性肠梗阻的病理基础。和我们体表皮肤受伤的愈合形成瘢痕情形很相似，这些粘连带将来也会发生挛缩，使得肠管受到牵拉或纠集成团。当肠管发生粘连后，粘连肠袢被限制在粘连处，其活动度显著减少，肠腔的变形能力降低，甚至在局部造成成角畸形，内径缩窄，势必影响肠内容物的通行。粘连后腹腔内形成新的分隔带，也可能会限制其他肠袢的滑动。或粘连带直接对肠管局部造成压迫，或形成陷阱，肠管进去后卡住出不来，医学上的称呼就是发生了内疝。

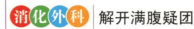

腹腔粘连还有一个可以确认的危害就是和女性不孕症的关系。由于粘连使得输卵管扭曲变形，输卵管封闭等原因，卵子运行受阻无法受精。解除这些机械性的梗阻，卵子通行无阻，患者就可以受精怀孕生产。

单纯性的慢性腹痛也常常是肠粘连患者的唯一主诉，部分患者经过检查发现腹腔内粘连，进行粘连松解手术后，腹痛随即消失，逻辑上来说因果关系明确，可以断定腹腔粘连是腹痛的原因，据此推测粘连对腹膜的张力性牵拉刺激是致病机制。但事物总是千变万化的，这些患者的腹痛多半是无规律的，临床上还未观察到共同的特征。还有近2~3成的患者，粘连松解后仍诉腹痛存在，就使得这个问题扑朔迷离，一时难以定论。

腹部手术并不神秘

此外腹腔粘连还将导致腹腔内正常的解剖结构发生变化，这对临床诊疗会产生相当的干扰和困难。它的存在会显著增加腹部手术的难度，是手术时误伤病变周围正常组织的重要因素，加大了手术的风险。

腹腔粘连究竟还会产生哪些症状，由于相关的研究太少，当前还不太好说清楚。患者术后常有慢性腹痛，或是反复的肠梗阻发作，这样那样的不适，多半和饮食活动相关。所以肠粘连的患者，饮食需十分小心。由于食物不易消化或是食量稍多，小肠内容物的流量一大，导致肠管扩张，肠粘连患者就容易发生肠梗阻。

除了肠梗阻表现外，患者往往作了很多检查也发现不了具体原因，医生就只好委过于"肠粘连"，所以这样的模糊诊断具有相当的不确定性，其可靠性取决于排他性

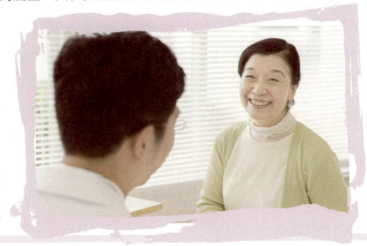

的鉴别诊断的深度和力度，以至于"肠粘连"的称谓至今还得不到许多学术严谨医生的认可。临床确诊只有当患者因为机械性肠梗阻，剖腹或腹腔镜手术中，发现有致病性粘连才能取到，这时的诊断已没有什么应用价值。由于粘连松解后存在高发再粘连的可能，医生对肠粘连的手术总是心有余悸，十分谨慎，往往是肠梗阻不能缓解或是肠管有缺血坏死的风险时，为挽救生命不得已而行之。因此肠粘连患者不仅感受了腹部不适的躯体痛苦，还由于跑遍了大小医院，诊疗仍一无所获，而承受巨大的心理压力和精神负担，非常人所能理解。俗语"好死不如赖活"，正是术后肠粘连患者生活质量的真实写照。

腹膜粘连有哪些类型

术后腹腔粘连特指的是腹内活动的脏器相互间或腹壁和脏器间发生的腹膜粘连，粘连脏器本身并无病变。（由脏器病变导致的器官间的愈着不能分离，如腹腔结核引发的内瘘、癌肿侵犯引起的，或由于手术造成消化道改道重建的粘连等，由于病理性质的不同，属于不同的概念范围，不在术后肠粘连研究之列。）最易发生粘连的腹内器官是大网膜、小肠及其系膜。当粘连和前腹壁相关，就称壁性粘连，无关者则称为脏性粘连。

根据腹壁粘连的分布范围，可见有局限性粘连、区域性广泛粘连和弥漫性全腹粘连。局限性粘连面积不超过一个象限（以脐为中心画十字线，腹部分为四个象限），是腹腔镜手术的适宜对象。区域性广泛粘连病变区域或超出一个象限，但仍有较大的气腹空间存在，尚允许进行有限的腹腔镜观察和操作。弥漫性全腹粘连则显示腹腔基本处于实变状态，仅见有散在的气腹空间，无法进行腹腔镜的诊疗。

根据粘连肠管是肠壁本身直接和腹壁粘连还是借助网膜和腹壁粘连，分为间接粘连和直接粘连。由于网膜组织的重要性相对较小，粘连分离时创伤的顾虑相对较小。而直接粘连的分离，腹壁和粘连的肠壁均不可轻易损伤，操作难度较大，风险高。

粘连的强度依据形态可以分为炎性纤维素样粘连，这是手术后早期常见的暂时性粘连，多伴有组织的充血水肿等炎症反应。而膜状粘连，疏松组织粘连，韧带样粘连和胼胝样粘连则是长期永久性粘连，此时组织的炎症反应已消退。炎性纤维组织粘连尚存在较明显的自然间隙。膜状粘连为粘连脏器间凭借膜状结构粘连在一起，多见于粘连脏器表面相接部分，而内部借疏松组织连合在一起，较易分离。腱索韧带样粘连是粘连组织限制了粘连脏器的活动，表面的膜状粘连的某一处长期牵拉受力而形成的，外观和肌腱类似。胼胝样粘连为粘连脏器相互间形成瘢痕样愈着，密不可分，剥离起来十分困难。

根据组织或器官形成的粘连结构的外观和形态可分为幕状粘连、隔墙样粘连、索带状粘连、团块样粘连和弥漫性实性粘连（堆积性粘连）和冰冻样愈着粘连等类型。腹部术后沿腹壁切口下发生网膜小肠与腹壁的粘连，在气腹时表现呈隔墙状，这种粘连厚度较小，脏器间层次较分明，在腹腔镜下易于分离。堆积性粘连脏器组织常从腹部中线处的切口下的腹壁粘连，并向侧面延伸，和侧腹壁而融为一整体，粘连范围大，且粘连组织间的层次感差，分离时容易发生肠壁的误伤。

上述分类主要着眼于术后肠粘连的粘连松解治疗有效性和可靠性的判定，当前武警总医院主要接收 2~3 次以内的中小型腹部手术后 1 年以上，未做消化道改道或重建的患者，采用腹腔镜手术为主的微创外科治疗。腹腔镜手术适宜的对象是局限性的幕状粘连、索带状粘连和隔墙样粘连和间接性粘连，而弥漫性粘连、肠管腹壁直接粘连、团状粘连、胼胝样粘连容易发生损伤，粘连剥离后创面较大，再粘连概率高，不是适宜的对象。

术后肠粘连的诊疗为何是现代医学的禁区

肠粘连的医学正规名称是腹腔内粘连，指的是腹腔内脏器与腹壁、脏器与脏器相互间的腹膜异常粘附相连在一起的病理状态。正常人体的腹腔内面和脏器表面都包裹了一层光滑薄亮的腹膜，利于脏器间无碍地滑动。腹膜的粘连，常常

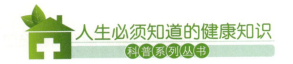
由于腹腔内的炎症、创伤而发生，从定义上讲是不涉及到粘连的器官本身有无病变的问题，一般无症状。术后肠粘连是指患者腹部手术后由于腹腔内腹膜粘连，出现了以慢性腹痛、消化道功能紊乱、反复不全性肠梗阻发作以及女性不孕症为特点的临床症候群时的一种通俗的称谓。

术后肠粘连的诊断十分困难，主要是多数粘连是没有症状主诉的，少数有症状的患者表现也缺乏特征性，有些手术后还没出院就受到"肠粘连"病痛的折磨，而有些二三十年后才开始起病。因为是正常组织器官间的粘连，没有其他病损的存在，故而无论超声、放射还是CT、磁共振等影像检查，由于不能区别腹内组织器官是邻近相贴还是粘连愈着，所以不能确认腹腔内粘连的存在。确诊必须是腹腔镜检或开腹探查，需要全身麻醉，代价过大，操作受到各种因素的限制，难以作为临床常规检查手段进行。目前采用的全消化道钡餐，可了解肠管的分布和通畅性，以及受压后局部肠管移动性变化，在一定程度上间接反映粘连的存在，但敏感性不高，特异性差，可信度不高。超声利用粘连腹壁的脏器移动度降低的特点，进行腹腔粘连诊断的探索，效果远不够理想。当前通行的诊断模式是依据病史症状特点，在排除了其他可能原因后作出的推测性诊断，这种诊断模式缺乏客观性证据，存在有主观臆测的缺陷。

由于检查确认术后肠粘连技术手段的落后，对术后肠粘连的认识主要来源于个别再手术患者的手术资料及短期的动物实验，缺乏临床症状的规范系统性研究，对其发生机制、变化过程还有待深入探寻。尽管世界各地医疗研究机构均在努力探索术后腹腔粘连的预防措施，迄今尚无理想的药物来控制腹腔粘连的发生或是促进其消退和缓解，手术松解仍是唯一有效的治疗手段。出于对术后再发粘连的担忧，常使得医生对手术治疗顾虑重重，患者望而却步。现代医学目前只是对其发生肠梗阻的后果进行补救性治疗。对术后发生再粘连的高风险，尽管有小肠重排术这样的应对手段，但其效果的确切性难以保证。故此临床上医生对肠粘连基本是采取回避应付的策略，少有积极的治疗措施及手段。

由于术后肠粘连临床研究一直无明显进步，各级医疗单位均无术后肠粘连的服务窗口，其诊疗基本属于现代医学的禁区。长期以来，广大术后肠粘连患者，沐浴现代医疗的春风只是一种期盼，而饱受病魔的肆虐却是残酷的现实。

腹部手术并不神秘

肠粘连和粘连性肠梗阻

术后肠粘连和粘连性肠梗阻是一回事吗

很多医生和患者将粘连性肠梗阻和术后肠粘连混为一谈，原因就是现代临床医疗体系，只有粘连性肠梗阻的论述，而基本没有关于术后肠粘连的只言片语。实质上，它们既有联系又有区别。从病因角度谈，它们是相同的，但是处于不同阶段的两个状态。本质区别在于肠梗阻是急腹症，是危急状态，肠粘连是慢性的病态或是潜在的病态。肠梗阻患者已发生了肠道广泛扩张，大量体液潴留于肠腔，有严重的电解质失常和高度腹胀引发的循环呼吸功能的失常，甚至感染毒血症的发生。前者治疗自然是以挽救生命为目标，而后者是期望生活质量的提高。当出现机械性肠梗阻时，应及时到正规的医疗机构求治，暂禁食，输液补充水和电解质，必要时胃肠减压、灌肠通便等治疗。若梗阻不能缓解，或有肠坏死穿孔、腹膜炎等危急情况时，则必须紧急手术治疗，松解粘连，解除梗阻。而肠粘连则指患者的慢性腹痛，间断发生肠梗阻，胃肠功能慢性障碍的病态。现代医学还基本是个未开发的处女地，不仅诊断十分困难，治疗也很棘手，手术治疗的效果很难把握，常常令医生投鼠忌器，左右为难。

肠粘连发病机制及饮食原则是怎样的

当前医学界普遍认为绝大多数腹腔内粘连是非致病性的。在很多情况下，手术时意外发现腹腔有粘连，但患者可能没有任何不良感受。粘连最常发生于腹腔内易于移动的脏器，常见的是大网膜和小肠及其系膜。如果这些粘连不影响肠管的运动，一般就认为是无害的，据此理论进行腹腔粘连松解术后还有小肠重排手术思路的设计。腹腔内粘连的最常见的危害就是引起机械性的肠梗阻发生，临床专称为粘连性肠梗阻。多数粘连对于空虚状态的肠管的通畅性不构成障碍，但肠管内容物增多扩张时，腹腔粘连就容易影响肠管的通畅性。以下是腹腔粘连导致肠梗阻的可能机制。

粘连使肠管某一点段相对固定，不能随着肠蠕动适应性地改变位置，肠管被牵拉成角，肠腔的内径相对缩窄，致使肠内容物不易通过，造成梗阻。这是成角机制。

进食后在粘连点的近端肠段积聚较多食糜或内容物，肠管扩张，重量增加，以粘连点为界的两端的肠管间重力不平衡，在特殊体位的诱导下，容易发生肠管间的拧转且无法自行复位，肠内容物淤塞不通又可进一步使肠管扩张，加重肠管间的拧转。这是扭转机制。

粘连组织或脏器形成条索样粘连带，在腹腔内形成隐窝和腔隙，活动度大的肠袢陷入这些区域，不易复位脱出，当肠管扩张时，肠壁就受到外部的卡压，便是发生了内疝，致梗阻发生。这是内疝机制。

粘连带对扩张的肠管直接压迫约束，致肠内容物运行障碍。这是外压机制。

粘连形成的膜带组织，将肠管包裹成团，约束了肠管的活动性，妨碍肠管的蠕动运动的协调进行，容易造成肠内容物的淤滞堵塞。这是淤塞机制。

以上分析，表明粘连是造成肠道梗阻的潜在因素，在肠腔内容物增多，肠管扩张，体位变化等诱因下，腹腔粘连患者容易发生肠梗阻。因此，肠粘连患者一定要注意饮食控制，少食多餐，选择易消化的少渣饮食，不可饱食，不要进食不易消化的食物、易产气的食物，不要进食生冷食物（易诱发肠管痉挛性不协调收缩），避免腹泻的发生（腹泻时小肠管扩张积液）。一旦进食不慎后出现腹痛腹胀的现象时，就要减少进食或暂禁食，到医院或诊所进行输液治疗，维持体内水电解质的恒定。

部分肠粘连患者表现的是腹部牵拉性疼痛或不规则疼痛，致病机制尚不明了。由于常和特定的体位相关，松解后腹痛即可缓解，推测症状可能和粘连组织类似瘢痕的挛缩牵拉机制相关。

长期性的精神紧张和压力无法舒缓，可继发出现内脏植物神经功能紊乱，也可能和患者的消化功能的相关症状有关。

怎样知道患了肠粘连

腹部手术后，尤其是中下腹手术术后，出现病程半年以上的慢性腹痛，或反复发作的机械性肠梗阻，病变呈良性慢性过程，手术前无相关症状，进行各种相关检查均无异常发现，在排除了可能的相关疾患，即可考虑有肠粘连的可能。可进行气腹造影或腹腔镜探查，确定诊断。由于腹痛腹胀在多量进食或不易消化饮食后出现，患者常主动控制饮食。便秘腹泻在肠粘连患者主诉中并不常见，而在结肠病变中较为多见。

怎样的肠粘连最危险

肠粘连的危险在于引发肠梗阻。肠粘连通常引起的机械性肠梗阻，多为不全性肠梗阻，腹痛呈阵发性的，伴有腹胀、呕吐，肛门不排气排便，一般没有发热、腹膜炎等表现。多可通过禁食、输液、胃肠减压等保守治疗措施缓解。但也有个别的病例，梗阻持续不缓解，最后转变为绞窄性肠梗阻。但最危险的病例就是一开始发作就是形成了内疝、肠扭转，导致肠管缺血坏死。当患者腹痛发作，剧烈而不缓解，为超过数小时的持续性疼痛，切不可大意，若伴有腹膜炎、休克现象时，提示肠粘连有危及生命的风险，需紧急处理。通常的理解是弥漫性粘连尽管可能频繁发生肠梗阻，但多可保守治疗后缓解，不易发展成绞窄性肠梗阻，而索带卡压、内疝等局限性粘连病变，虽然发生肠梗阻的频率相对较小，但更易

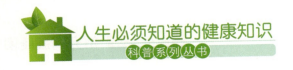

是危险的肠绞窄、肠扭转。有道是"咬人的狗不叫，叫的狗不咬人"。

术后肠粘连临床有哪些特点

（1）和手术创伤史密切相关，术前无类似症状，术后出现。有时患者先后经历多次腹部手术，如剖腹产和阑尾切除手术，可以相对明确症状和某次手术更具有的相关性。

（2）术后肠粘连的发生部位主要是在腹壁切口处，以切口处腹壁粘连为主。常表现该处腹部牵扯性疼痛。但相当多病例表现无规律的慢性腹痛，缺乏特征性。许多患者有长期腹部热敷后遗留的皮肤褐色花斑样改变。

（3）容易发生胃肠功能障碍，腹胀腹痛，常有间歇性肠梗阻发生，多和不当饮食的诱因相关，可保守治疗成功。静息期可接近正常生活，随着身体的功能减退，发作频度有加大趋势。严重者正常饮食受限，但病情呈稳定的长期慢性过程。

（4）粘连引发肠梗阻缓解后一般不留下肠管肥厚扩张等继发病理改变，也就是说肠管本身没有病变基础。若存在小肠显著肥厚扩张的证据，即可诊断为慢性肠梗阻，需积极地查找相关病因，早作诊治。

（5）术后肠粘连的局部病理改变缺乏容积性及理化性状的变化，脏器紧贴在一起是邻近相贴还是粘连，现有的临床影像检查无法区分，所以除腹腔镜探查或开腹手术外，现行的检查难以发现或证实肠粘连的存在。

（6）由于长期的病痛得不到有效的治疗和心理疏导，检查又无阳性发现，不易被人理解，常伴有精神方面的轻度异常反应。

肠粘连的定位方法

消化道钡餐造影检查是怎么回事

让受检者服用高密度物质——硫酸钡的糊剂，在X线检查时，硫酸钡就能反衬出胃肠道的轮廓和形态，这就是消化道钡餐造影检查。当胃肠道有堵塞时，钡

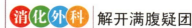

剂就不能顺利通过消化道的某段，可能看见近端消化道的扩张和梗阻病变处变窄或是不通等。当肠管粘连成团时，消化道钡餐能显示出该处肠袢影较为聚集，再体表用球棒进行压迫后不易分开，可间接证明肠管粘连的存在。有时钡餐还可显示出受粘连压迫或牵拉成角的肠管狭窄处，根据手术病史，排除其他因素后作出肠粘连的推测性诊断。而钡餐检查时造影剂进入小肠快慢不一，充填状态变化较大，也不像上消化道（食道、胃和十二指肠），可以持续射线照射观察。限于射线的防护剂量要求，小肠只能作间断观察。总之，通过小肠的造影剂充填状况来显示反映肠管外的粘连，这些观察指标较为粗糙，受肠蠕动的影响干扰大，不易做到精确定性，漏诊的概率高。钡灌肠和钡餐检查原理相同，是将液状的钡剂自肛门灌入，充填整个大肠，在 X 线下观察，了解结直肠有无病变。

腹部 CT 检查起什么作用

　　CT 是 X 线计算机断层扫描的简称，成像原理由高度准直的 X 线束环绕人体某部，按一定厚度的层面进行横断体层扫描，由探测器接受透过该层面的 X 线，然后经放大并转化为电子流，再经模拟数字转换器转为数字信息，输入电子计算机进行处理运算，最后由图像显示器将所得到的数据用不同的灰度等级显示出来，即构成供诊断用的图像。CT 由 Hounsfield 于 1969 年设计成功，1972 年问世，1979 年获诺贝尔医学奖。

　　CT 和普通 X 线检查最大的不同是 CT 可把组织间的微小 X 线吸收差异以不同的灰阶表现在图像上，并且不会有其他组织结构的重叠干扰。早期的电子束CT 只能形成断面的图像，不直观，非专业影像人员判读结果较为困难。现今的 64 排螺旋 CT 的扫描速度快，扫描的层厚薄，将所获得的层面数据，经过专门的图像处理软件，可以根据临床具体要求进行各种效果的直观的图像重建。由于在组织密度和容积差异方面的高分辨率，其三维重建效果图像失真性很小，除了动态透视方面尚无法替代常规 X 线检查外，其他方面基本能涵盖后者的功能，成为

腹部手术并不神秘

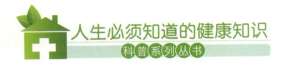

临床影像检查的主力军，对临床诊疗的介入越来越深。尽管腹部 CT 不能检查发现肠粘连的存在（腹腔粘连），但在诊断肠梗阻方面，可以判别扩张肠管的分布、范围和程度，甚至能发现扩张肠管与正常未梗阻肠管交界的"移行段"，已完全取代了腹部 X 线检查，成为肠梗阻影像诊断的首选。在根据梗阻移行段该处病变的形态特点，排出其他因素，推测粘连是发生肠梗阻的原因。

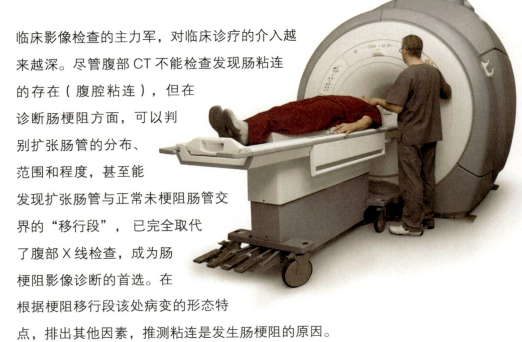

腹部超声是怎么回事

超声是利用组织器官的声阻抗不同，用超声探头发出超声波同时接收组织器官的反射波而形成特定的影像来反映组织器官的结构特点。由于未发现超声波检查对人体无害，所以超声检查的运用临床非常普遍。超声对均质性的器官尤其是纯液性的结构如肝脏、胆道较为敏感，而含气结构如胃肠道常常是超声检查的盲区。肠梗阻时肠管扩张积液，超声诊断时有一定的应用价值。超声检查直接检查腹腔粘连十分困难，几乎不能分辨。当前报道的临床研究主要是利用腹腔脏器粘连后，其随呼吸节律的滑动性降低，使用超声观察患者在深呼吸时脏器活动度的变化来间接判定粘连的存在与否。因此仅从检查原理上就可以判定这种超声检查的可靠性差。个别报告腹腔灌注生理盐水后超声检查可发现悬浮在人工腹水中的粘连带，其操作的麻烦和风险可以想见，很难达到临床诊断技术的实用性要求。

1. 胃十二指肠镜和肠镜

利用光导纤维制作的内镜呈细长可弯曲的管状，前端带有电子摄像头，可直接插入消化道内检查所到区域的内部病变，尤其是黏膜的微小病变。受胃肠道本身解剖结构的限制，纤维光导内镜只能检查食道、胃、十二指肠和结直肠。小肠还是内镜检查的盲区。

2. 腹平片

机械性肠梗阻发生后，肠管内容物的运行受到阻碍，积聚的内容物使得肠管扩张，张力增高，导致腹胀，而肠内容物停滞后，即发生液气两相分离，这种气液分离的在 X 线检查时可形成影像对比而发现。站立位时由于扩张肠襻的高低排列，腹部的 X 摄片检查有典型的阶梯状气液平面影时，可确认患者有肠梗阻的存在。但它缺乏对梗阻部位进行精确定位，所获信息有限，只是肠梗阻的临床初查手段。

气腹造影

术后肠粘连现行诊断模式有何缺陷

当前医学界对是否确认术后肠粘连这一病种还存在较大争议。作出临床诊断主要是患者术后出现难以解释的慢性腹痛或不全性肠梗阻反复发作，长期慢性病程，各项临床检查无法确认原因时，对这一状态的含糊描述。诊断的潜台词就是告知患者良性病变，不影响生存，没有理想的检查手段，也无理想的治疗方法，没有特殊情况，尽量回避手术治疗。这一诊断模式基本反映了现代医学对术后肠粘连的认识水平。其缺陷首先就是不完全准确，是一种模糊的估计，鉴别诊断很困难。其次它无法做到对粘连的定性定量的分析判断，而在原则上作出尽可能地回避手术的治疗方针，就使得许多粘连程度较轻，本可以经过手术治疗获得较好疗效的患者，也只有忍受病痛的折磨而无所作为。

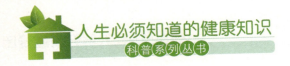
气腹造影的老法能新用吗

气腹有病理性气腹和人工气腹的区别。前者可由于腹壁破损，气体由体外进入腹腔。更常见是胃肠道穿孔，气体由消化道进入腹腔。少见的还有腹腔严重的产气菌感染所致，罕见的气囊肿病也可出现气腹。总的来说，这种气腹量很小，对机体没有什么影响，医学上主要是用作诊断疾病的线索。人工气腹是出于临床诊疗应用的目的，向腹腔内注入气体制造出来的气腹。在 20 世纪结核病横行，有效治疗办法还不多的时候，世界各地普遍采用人工气腹技术，来治疗顽固性的肺结核空洞。将腹腔充气，通过横膈的抬高来压迫肺脏，促进空洞塌陷愈合。如今，人工气腹是腹腔镜技术的重要组成部分。腹腔充气将前后腹壁分开，形成一个诊断和治疗的操作空间，是进行腹腔手术的先决工作条件。在 20 世纪 90 年代起随着微创手术的广泛开展，人们对气腹的病理生理过程已有相当深入的研究。通常腹腔镜的工作气腹压力是 1.6 ～ 2.0 千帕（12 ～ 15 毫米汞柱），采用二氧化碳作为气源。不过这种气腹是在全身麻醉下进行的，为满足手术要求，到达了安全范围内的极致应用。人工气腹的另一个用途就是作为一种造影手段，应用于腹部放射影像诊断，类似的还有腹膜后空气造影。由于人工气腹和腹膜后空气造影均使检查者不舒适，并具有一定创伤风险性，获得的 X 线影像前后重叠，图像质量不高，适用范围很小，随着超声、CT、磁共振这些现代医学影像学技术的发展，

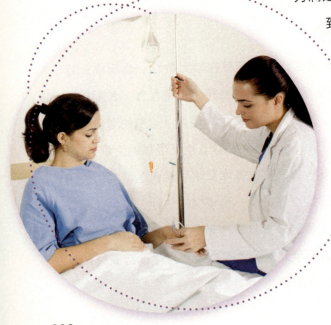

气腹造影这类有创检查在临床基本上弃用了，从而淡出了人们的视野。

64 排螺旋 CT 具有强大的三维空间成像和图像后处理能力，给气腹造影应用带来新的生机。气腹能提供良好的腹腔影像对比，腹壁内表面的各种病变能较常规的检查，在敏感性和准确性方面都能较常规 CT 得到显著提高。术后腹壁肠粘连的诊断应用就是典型例子。自 2007 年 2 月北京武警总医院普通外科首次采用气腹造影结合 64 排螺旋 CT 完成术后腹壁肠粘连的诊断以来，迄今 2010 年 10 月已完成 300 余例病患的诊断应用。可以展望，气腹造影还能在腹腔内肿瘤的种植转移、困难的腹壁疝、腹茧症、脐部的先天性病变、巨量腹水等腹膜疾患的诊断上展示出老法新用的特有价值。

气腹造影的人工气腹为清醒生理状况下的安全气腹，在获取满意的成像效果时，采用膜盒微压表测定患者腹内压是 0.7 ～ 0.9 千帕（5.0 ～ 7.0 毫米汞柱），短时期可良好耐受。患者有腹部胀痛、轻度气憋感是正常反应。完成 CT 扫描检查腹部就可放消气体而塌陷，高张时

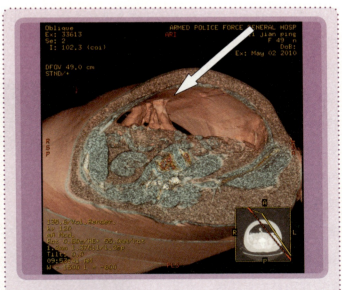

气腹造影螺旋 CT 显示的腹腔粘连三维立体影像（虚拟腹腔镜检）

间短暂，对患者心肺功能影响较小。气腹放消后不适感随即消失，身体复原如初，

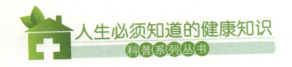
残留气体稍多的患者可能有短期肩背部酸痛不适，和膈肌受牵拉刺激尚未复原有关，患者体位变动时，会有内脏移动的异样感。随着腹内积气的吸收这些都能很快消失。

气腹造影的风险在于腹内脏器的穿刺伤，可以造成肠管、血管或实质脏器如肾脏的损伤。注气过浅造成前腹壁积气，过深造成后腹膜积气。少量积气症状很轻，也没有多大危害，但大量后腹膜积气，有发生广泛皮下组织气肿、纵隔气肿，甚至气胸、血管气栓的可能。因此气腹造影要严格掌握适应证，不可滥用。操作过程中医护人员要注意患者反应，全程监护。

气腹造影诊断腹壁粘连的原理是怎样的

传统开腹手术最容易发生的术后腹腔粘连见于切口下的粘连。由于粘连组织和腹腔内的正常组织在理化性状上没有区别，粘连组织有时就是少量的膜状物，病理上无体积性变化，而腹腔内正常是无气体的真空状态，腹腔脏器和前腹壁只是相贴而不相连，常规的检查无法区别是粘连还是相贴。气腹造影是对腹腔内注气，平卧位时气体将腹壁向前膨隆，在腹腔内形成了一个穹窿状的气腹空间。腹内脏器顺应重力坠向后腹壁，呈平面铺展。当腹内脏器或组织和前腹壁粘连时，即被拉伸展开，成为跨越气腹空间的

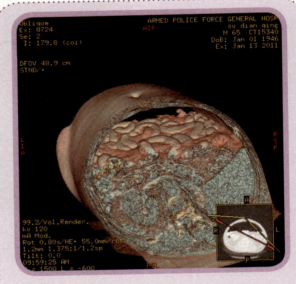

气腹CT三维立体图显示腹腔正常形态（虚拟腹腔镜检）

有形结构，螺旋 CT 扫描就可清晰地将其显示出来。术后肠粘连气腹造影采用磁共振可获得相同的效果，但检查耗时长，影像清晰度稍差且费用高。而超声检查由于气体对声波的反射，检查效果不理想。

气腹造影的操作注意事项有哪些

气腹造影就是短暂实施的一过性人工气腹，实施前尽可能地让患者空腹，排空大小便，女性要避免行经期。不宜在腹胀、肠梗阻阶段进行。

腹壁穿刺点尽量远离潜在有腹壁粘连的区域，穿刺针若进入粘连组织，注气后容易形成局部组织间气肿，既易造成假象影像，影响结果的正确判断，还会使气肿沿组织间隙扩散，导致腰背部、会阴部和颈部等远处间隙的气肿，产生相应的症状和不适。

腹壁穿刺点尽量远离重要血管走行区和重要脏器体表投影区，以减少进针穿刺扎伤相应的血管和脏器的风险。

注气要随时注意感受推注阻力，因为正常腹腔注气当无阻力，若感阻力增加，患者有局部胀痛不适感，要考虑组织内注气，应及时停止注气，查找原因，进行针对性调整。因此提倡手工注气，压力表实时监测，便于随时观察调整。注气有困难的患者，可用 X 线透视腹腔，观察半卧位时膈下有无游离气体，指导人工气腹的完成。

腹腔穿刺一旦回抽得到气体和液体，多半是穿透肠壁进入肠腔，不必急于拔针，而是稳定针管，继续抽吸直至负压状态，再迅速出针，这样可减少肠内容物经肠壁的针眼的外溢风险。之后平卧禁食 12～24 小时，给予输液和抗生素治疗，并观察有无腹痛发热等情况。1～2 日后即可复原再行检查。

人工气腹成功后，在检查前先半量或适量注气，运送过程中注意注气导管的深度和维护其通畅性。检查时再注气至最大可耐受限度，以期达到腹壁的最大膨隆，提高影像显示效果，此时患者的腹壁饱满不易压陷，但呼吸和脉搏等生命体征平稳。我们采用膜盒微压表直接测量患者在清醒状态所能耐受的腹内压是 0.7 ～ 0.9 千帕（5.0 ～ 7.0 毫米汞柱）。人工气腹的注气总量一般达3000 ～ 4000 毫升，个别患者因紧张耐受性差不适感强烈时，可随时放消部分气体，待适应后再重新注气，因此注气量的精确计量实际意义的并不大。检查完毕随即放消气腹，减轻患者的不适。回病房后还要变动患者体位让穿刺管位于高位，同时作腹部的挤压，尽量排出腹内残余积气后再拔除注气导管。

人工气腹有何不适及并发症

诊断性人工气腹是清醒状态下短暂的可耐受气腹，对气体的种类无严格的要求，有的医院曾采用过医用氧气、医用二氧化碳和过滤清洁空气，效果和不良反应没有差异。过滤的清洁空气当然最为简洁便利。

腹腔注气成功，应是推气阻力非常小，患者对初始注入的 500 毫升气量几无觉察，腹内压亦无明显升高。随着注气量的不断增加，腹压的增高，可观察到腹壁均匀的膨胀。患者渐有腹部胀满感，呼吸费力，肩背部不适感，体位变动时有腹腔内脏位移的不适感。可能的并发症主要是穿刺伤，在肝、脾、肾等实质脏器可发生严重出血。而在空腔脏器如肠管可发生严重广泛的肠腔充气膨胀、肠麻痹，肠内容物外溢可引发腹膜炎。其次是组织间形成气肿，主要原因是注气管位置不正确，穿刺针过深或过浅所致，可以是刺入腹腔粘连组织内注气的结果。少量注气症状轻微，大量的积气可出现严重的皮下软组织气肿性疼痛。

实施人工气腹要根据腹壁厚度选择适宜长度的穿刺针和针管，选择相对安全的区域，通常左右髂窝是首选部位，左肋下也是备选区，可放置胃管将胃腔抽空后进行。要避免在可能发生粘连的区域穿刺进针，谨慎操作，注意注气时的手感和患者的感受，可连接压力表实时监测腹内压。如有疑问，还可在 X 线下观察膈下有无游离气体出现，肠管有无充气扩张，即可确认气腹成功与否。

术后肠粘连的危害及治疗

术后肠粘连的治疗方法有哪些

至今没有发现能使腹腔粘连软化松解的药物，除了手术治疗松解粘连外，没有有效的干预方法，只能期待于机体的自然转归。因此术后肠粘连的治疗没有规范的方法，主要的目标就是减少胃肠道功能的不适，减轻腹痛，避免肠梗阻的发生。非常重要的一点就是控制饮食，避免各种激发诱导肠梗阻的因素。可以腹部热敷，理疗，服用理气散结、通里攻下类的中药，针灸治疗等。同时，要注意合并焦虑症的治疗。总体来说，这些措施的效果不确切，个体差异较大，难以做到有效性的客观评价。

治疗要注意到肠梗阻和肠粘连有本质的区别。当出现机械性肠梗阻时，应及时到正规的医疗机构求治，暂禁食，输液补充水和电解质，必要时胃肠减压、灌肠通便等治疗。若梗阻不能缓解，或有肠坏死穿孔、腹膜炎等危急情况时，则必须手术治疗，松解粘连，解除梗阻。

术后肠粘连外科治疗的主要的目标是什么

术后腹腔粘连唯一可靠的有效治疗手段是手术松解。但手术本身就是一个创伤过程，松解粘连必然伴有组织损伤，有引发手术后再粘连的风险。现有的临床经验表明术后腹腔粘连的程度和范围和损伤的严重性呈正向相关，损伤越大粘连越重。对术后治疗效果的担忧，使得医患双方对手术松解粘连均有相当大的顾虑。事实上对于没有发生梗阻，或梗阻已缓解的肠粘连患者，外科医师都尽可能地回避手术治疗。只有在肠梗阻持续不能缓解，或有肠管发生坏死可能时，出于挽救生命，外科医生才被迫地选择手术治疗，此时术后再粘连的危害性考虑已放在次要的从属地位。

由于粘连并不意味着肠梗阻的发生，只要不发生肠梗阻，粘连也就算不得什么危害。因此有外科医生设计了"小肠排列术"，来应对术后可能的再粘连。

术中采用肠腔内置肠管顺序支撑或肠壁、肠系膜系列对折缝合的办法，将小肠肠袢按顺序排列固定，希望术后照此模式形成粘连后，肠管也不会因折角狭窄致梗阻发生。由于腹腔粘连是一个非常复杂的过程，并非尽如人意地发生进行，所以手术效果并不确切，而且因腹腔广泛粘连，为可能需要的下次手术治疗造成了很大困难。

术后肠粘连何时手术干预较为恰当

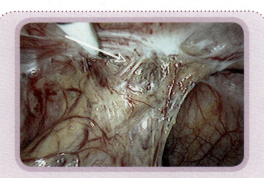

图片显示已作部分松解的网膜及深面的肠壁和腹壁粘连，肠壁粘连顶部为两条腱索样改变（箭头）。

我们通常都提倡对疾病的尽早治疗，以免病情发展延误后疗效不佳。但术后肠粘连的治疗持这样的观点未必正确。这是因为手术后早期的症状，虽说一时未发现相关原因，不见得就是腹腔粘连所致，随着病症的持续，时间的推移，一些特征性的表现逐渐被感知被认识，一些相关因素就得以排除，对病症危害性的判定更客观。其次术后腹腔粘连的病理基础主要是影响肠管的蠕动功能。只要是没有影响蠕动功能的粘连就无需处理。术后腹腔粘连自有其规律性的变化过程，多数会自行吸收。在粘连变化未定型之前的外科干预，尤其是炎性粘连的有一个粘附性很强的阶段，就像面条煮糊了一样，此时分离不仅事倍功半，而且容易形成更严重的再粘连，甚至导致肠壁破损肠瘘的并发症。我们发现腹腔粘连的接触面并非铁板一块，常常是肠管或网膜组织的某个部分瘢痕强化形成致韧的腱索样结构，这些腱索像蟹足样固定在腹壁的瘢痕组织上，类似抓手，而肠管和网膜的其他粘连部位则是和腹壁借疏松组织结合。疏松组织的结合尽管也是粘连结构的一部分，但正常腹腔间隙是潜在的，这时的疏松组织

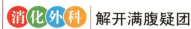

就如皮肤和筋膜骨骼间的皮下组织一样，有一定的滑行移动性，因此不会影响到肠管的蠕动。而腱索样结构就是粘连组织长期受到牵拉后适应性的继发改变，也是粘连影响肠管蠕动的直接反映，这种粘连是病理性的，应予松解去除。因而推荐术后肠粘连患者应是在这种粘连的形后进行外科干预较为适宜。我们依据当前的有限资料，假定在术后1～2年手术较好，还有待更多的临床实践观察来论证。

腹腔镜肠粘连松解术有哪些技术要求

腹腔镜肠粘连松解术和其他腹腔镜手术的操作程序基本相同，首先都是建立气腹，其次是放置腹壁套管针，再就是放入腹腔镜和操作器械，进行粘连肠管的观察和松解，必要时切除部分粘连的网膜组织，最后是检视全段小肠、检视盆腔，无异常后结束手术。

和定型的其他腹腔镜手术不同的是术后肠粘连患者的腹腔粘连的分布各不相同，要满足观察和操作最佳距离，就要统筹兼顾，依据粘连松解的顺序灵活安排好观察孔和操作孔即各套管针的位置。对于脐周及附近无粘连病变，腹腔镜观察套管适宜放置脐部的病例，较容易实施，而当脐部有粘连时，只能在侧腹壁完成腹穿注气，操作较为困难。而麻醉前清醒时采用气腹造影的细针手法使腹腔适度充气，或是气腹造影成功后预留注气导管，都是解决这些问题的好方法。

粘连松解要尽可能地顺着粘连的肠管或网膜的间隙分离，利用气腹的腹壁牵拉张力或是操作钳保持分离面的张力，精确操作，分清层次，避免误伤。遵循先易后难，先外围后中心的路线，采用电勾的折角或吸引管头端或是操作钳头进行粘连组织钝性的推擦分离和电勾或剪刀锐性的切割相结合的处理手法。在腹壁粘连和肠管粘连同时存在时，要利用气腹时腹壁对粘连组织的牵拉展开作用，及时地预先处理适宜的肠管间的粘连，再将腹壁的粘连分离。分离网膜腹壁粘连要注意不要误将壁层腹膜作为粘连组织剥离。粘连大网膜的腹壁粘连部分松解后若游离度过大，要适量切除，减少术后与剥离创面再粘连的风险。腹壁粘连分离时

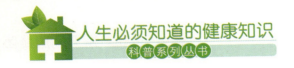
要避免肠管损伤，同时也要重视保留腹壁的结构完整，避免创面过大发生再粘连或切口疝的形成。

肠管松解完毕，要对整个系膜小肠段进行梳理和检视，确认无肠袢的相互粘连或扭曲，肠壁无异常所见，自回盲部开始或空肠起始部均可。影响肠管顺畅性的系膜粘连，也要充分游离。盆腔病变也常是慢性腹痛的常见原因，尤其是有过妇科手术史的患者更是重点的检查区域。小肠与盆壁的牵拉性粘连要尽量分离。这类患者中常伴有较高比率的先天异常，如迈克尔憩室，我们检出的发生率高达8/300。

对于多发的腹腔粘连，并有处理困难的局部性病变，可以先行腹腔镜下松解外围的安全度高的粘连和腹壁粘连，而中心区域的团块状的肠管粘连，可作腹壁局部的小切口，以传统的技法完成这些困难的肠管和网膜、系膜或相互间粘连病灶的处理，这种复合性术式同样也能获得较满意的临床效果。而广泛严重的腹腔粘连，分离应慎重，不要一味逞强，在充分和家属沟通的情况下知难而退，也不失为明智之举。

腹腔镜手术松解腹内粘连有何优缺点

腹腔镜手术的特点是在腹壁进行 5 ～ 10 毫米的粗细的套管针穿刺，建立特殊的密封进出通道，再向腹腔内持续充气，使腹腔膨开，形成气腹空间。从这些通道插入细长的器械，包括腹腔镜（配有冷光源和电子摄像镜头），将腹内的实况以图像传输的方式转现在体外的监视屏上。医生以监视屏的图像为导引，在患者体外操作器械的把柄，进行腹腔内操作，完成手术。这种手术的优点就是刀口小而且远离手术操作区域，腹壁再粘连的概率低，由于腹壁的整体完整性没有破坏，术后疼痛轻，瘢痕小较为美观。特别适用于腹腔内操作相对简单，不必进行大块标本的移除如胆囊切除术这类型的手术。腹腔镜技术自 20 世纪 90 年代问世以来，就深受患者欢迎，是腹部外科革命性的进展。由于初始建立气腹和套管针穿刺都是没有影像监视下的盲穿，腹腔粘连时就容易发生内脏穿刺伤，气腹实施也常有障碍，而且操作精细化程度的限制，容易发生粘连脏器的损伤，腹腔粘连被认定是腹腔镜手术的禁忌证。随着技术的提高，器械的改进和经验的积累，腹腔镜手术的范围逐渐扩大，人们也渐开始将术后肠粘连患者作为腹腔镜手术的对象。但腹腔镜器械操作的局限性较大，尚不能和开腹手术粘连松解手法的多样性、有效性和安全可靠性相比，对于复杂的粘连松解还难以胜任，强行完成极易容易发生副损伤。因此术前完整可靠的腹腔内粘连的病理状况的掌握，适宜手术对象的选择，对于腹腔镜手术的成功实施非常重要。

先相亲后结婚的诊疗模式有何进步意义

术后肠粘连是腹部手术后一个非常讨厌的并发症，主要表现是经常性腹痛，有时是机械性肠梗阻的反复发作。目前对它无论是诊断还是治疗，外科医生都感到十分头疼。临床诊断主要是根据手术后经常性腹痛作出推测性诊断，对于粘连的部位、程度、类型的判断就无从谈起。治疗主要是针对发生机械性肠梗阻的后果来进行的。采取禁食、胃肠减压、输液、灌肠、中药通里攻下等保守治疗措施，若梗阻不能解除，或有肠坏死的危险时，就只好再手术来松解粘连解除梗阻，保证生命的安全。但手术后再粘连的风险很大，而且常常更严重，所以这种手术外科医生是不愿意承担也不喜欢面对的。保守治疗梗阻缓解，医生患者都皆大欢喜，但没有任何可行的办法来阻止患者肠梗阻的下次发作。而肠粘连本身的诊疗，临床医学基本上还是待开发的空白地，无论中西医，效果都不尽如人意。

传统的术后肠粘连诊断模式主要是依据症状再经历较长的观察期后，排除了肿瘤、炎症感染等其他病因后作出的意向性推测诊断，其有着固有的缺陷。而术后再粘连的风险是老幼皆知的现象，出于对术后转归的担忧，医患双方都难以下定外科手术治疗的决心，现今术后肠粘连求医无门的现象就不难理解。而手术包括腹腔镜检是术后肠粘连确诊的唯一手段，难以作为常规检查实施，疑似病例

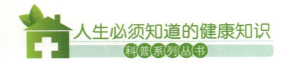

无法确诊，对其临床的研究等于是一句空话。

腹腔镜手术不要做腹部切口，发生腹腔粘连的概率明显低于传统开腹手术，用腹腔镜技术进行肠粘连松解手术，是当前最看好的肠粘连治疗手段。但腹腔镜只适宜较单纯的腹壁索带状粘连的松解，复杂的团块状粘连、肠管间的致密粘连就无能为力，且容易发生肠损伤破裂。因此术前了解肠粘连的类型、部位、范围等病理特征，腹腔镜手术不仅更安全，成功也更有把握。

气腹造影是为术后肠粘连腹腔镜手术术前诊断量身定做而设计的检查新方法，不用麻醉，操作简便安全，气腹造影后只要 CT 一扫，就像有了照妖镜，将腹腔内肠粘连的情况一览无遗，相当于进行了一次静态的腹腔镜检查，而且 X 的透视功能还可以克服腹腔镜只能直视，不能看见深层结构的缺点。检查的时效性不受约束，可以任意施为，以此选择适宜的病例进行手术，几乎一拿一个准。建立在客观影像资料平台上的医患双方沟通交流，由于双方都能明了腹腔内粘连的情况，明确手术的目标，对手术的难易程度和效果做到心中有数，易于彼此消除顾虑，增进信赖。这种术前的医患交流如同生活中找对象一样，先相亲，中意后再结婚，从而避免了直接腹腔镜手术，遇上不适宜的病例骑虎难下的尴尬境地。即使是气腹造影结果正常的患者，也有利于腹腔镜探查的实施。因为患者没有腹壁粘连，即可消除医生对腹腔镜探查进行腹壁穿刺操作时发生腹内脏器损伤的顾虑。为此这种利用气腹造影明确腹腔内粘连，再选择性地实施腹腔镜微创手术的诊疗线路，我们通俗地称为术后肠粘连的"先相亲后结婚"的诊疗模式。

粘连松解术后康复期注意哪些问题

腹腔镜手术后当日主要是对意识、呼吸、循环等常规性生命体征的观察外，不要急于下床活动。若有腹腔引流管放置者，要注意引流物的质和量。对术中剥离有肠管损伤风险的患者，要适当延迟进食时间，注意观察腹部体征，避免迟发性的肠道穿孔发生。术后一周内相对较有针对性的观察内容是有无发热、恶心、呕吐、腹胀、肠鸣感、腹痛等情况。若腹内操作较轻微的甚至当日就有肠道排气，胃肠功能康复顺利，可早日进食。并询问食欲如何，进食后的感受。进食宜遵循少量多餐，初为流食或半流食等易消化食物，循序渐进。体会和术前的饮食后腹部感受的差别，在1～3月内不要超出术前的饮食惯例，较为稳妥。根据体力复原状况，做些适度的运动，以增强食欲。

腹腔粘连的病例介绍

李某，男，11岁。2010年8月入院。阑尾炎手术后8月，反复不全肠梗阻发作，住院治疗多达4次。查体消瘦，发育正常，右下腹见阑尾术后斜行切口瘢痕，腹平软，无压痛，无包块触及，肠鸣音正常。行左下腹穿刺，顺利完成人工气腹，螺旋CT扫描未见腹壁粘连，给予

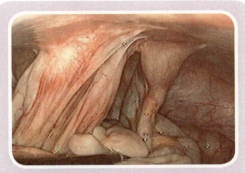

李某，小肠和腹壁粘连

腹腔镜探查，观察孔在脐环处，发现回肠末段和近侧肠管的肠壁间有4厘米长的粘连索带形成，有肠袢通行其下。另见邻近粘连索带末段回肠肠壁有增厚的改变，分析为梗阻时粘连索带卡压肠壁遗留的继发改变。其余肠管柔顺无扩张。镜下超声刀切除索带，术后恢复顺利，饮食正常。

宋某，女，31岁。2009年8月入院。7年前行左侧卵巢囊肿切除术，术后1年开始出现左侧下腹部牵拉性疼痛，在平卧位时有腹胀及腹部压迫感，无明显规律性，伴嗳气，呃逆。查体见脐下正中有一长约8厘米手术瘢痕。全腹无压痛。气腹造影未见有腹壁粘连，行腹腔镜探查发现左侧附件已切除，见大网膜与左侧输卵管残端和后腹壁的粘连，超声刀予以松解，并切除大网膜下垂的粘连部分。

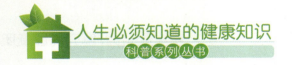

术后腹部牵扯性腹痛消失，无腹部压迫感，饮食感觉良好，二便正常。

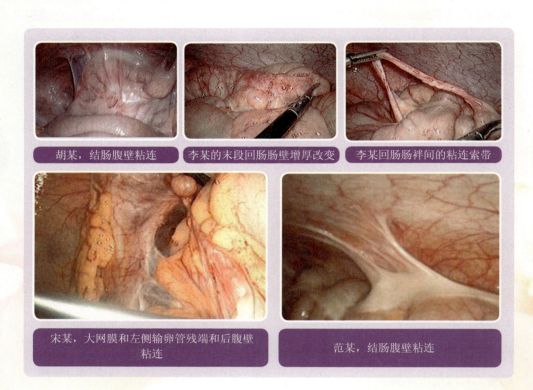

胡某，结肠腹壁粘连　　李某的末段回肠肠壁增厚改变　　李某回肠肠祥间的粘连索带

宋某，大网膜和左侧输卵管残端和后腹壁粘连

范某，结肠腹壁粘连

范某，男，53 岁。2010 年 3 月入院。1993 年行阑尾切除手术，此后每年均间断性发作肠梗阻，着凉及进硬质食物可诱发，均保守治疗缓解。2007 年 10 月又因肠梗阻行肠切除吻合术，术后仍有类似症状。查体消瘦，腹部右中腹和右下腹两处手术瘢痕。余正常。气腹造影显示中下腹多处肠管网膜腹壁粘连。腹腔镜证实气腹影像所见，实施粘连松解，但术后发生肠瘘并发症，及时发现行修补手术后痊愈。术后正常饮食，二便正常。

胡某，男，33 岁。2009 年 11 月入院。2007 年 5 月因急性化脓性阑尾炎行阑尾切除术，术后出现间断性腹痛，多在进食不慎后发作。2008 年 9 月突发"绞窄性肠梗阻"，手术切除坏死的 30 厘米回肠末段。康复出院后仍间断出现腹痛腹胀症状，进干食后即发，伴恶心、呕吐，以致日常饮食以软流食为主，肛门排气排便尚可。查体见右中腹 20 厘米长手术切口瘢痕，右下腹 5 厘米长斜切口瘢痕，余正常。气腹造影检查发现右侧中腹部切口下见小肠腹壁粘连。行腹腔镜手术探查见右侧腹壁切口脐水平上下局限性的小肠壁、升结肠及网膜与前腹壁粘连，粘连使得局部小肠管卷曲并牵拉成角。将该段粘连肠管分离顺直，并见有缝合线痕迹。术后恢复常人饮食半年，无腹痛不适。

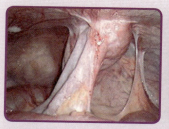

江某，分别见小肠、网膜 2 处腹壁粘连

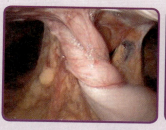

李某，网膜小肠与腹壁粘连，肠管呈螺旋状扭曲

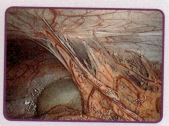

刘某，阑尾术后网膜腹壁疏松粘连

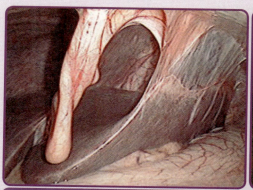

裴某，左肝缘与膈肌粘连

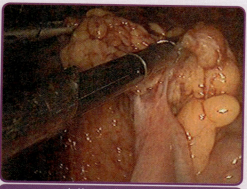

秦某，网膜小肠壁粘连

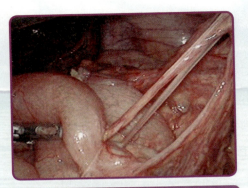

石某，多条大网膜粘连索带成为小肠的绞索

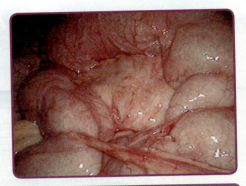

受网膜粘连带羁绊而扩张的小肠

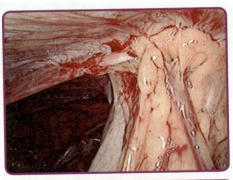

孙某，网膜肠管腹壁粘连

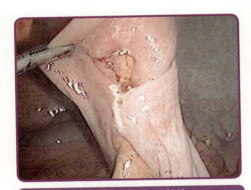

唐某，肠壁间相互粘连

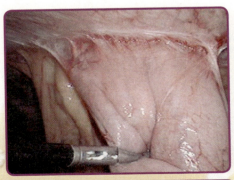

王某，肠壁腹壁粘连，两端可见肌腱样索带

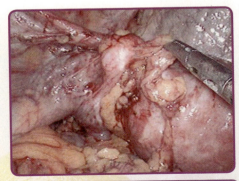

伍某，网膜输卵管粘连

肠道有多长?

肠道是指胃以远的消化道,包括小肠和大肠,终点是肛门。小肠由十二指肠、空肠、回肠三个部分构成,全长约 6 米。大肠全长约 1.5 米。

美容缝合

美容缝合是指美化伤口的缝合技术,目的是减少伤口瘢痕。但是,美容缝合并不能杜绝瘢痕。

切口裂开

切口裂开是指伤口没有愈合,重新张开。根据裂开的程度分为完全裂开和部分裂开。

伤口感染

是指伤口由于细菌感染,红肿、渗出、流脓。是手术后比较常见的现象。

缝合线

是指用于缝合肠管或者伤口的缝线。通常分为两种,不能被身体吸收的缝线称为非吸收线。能够被身体吸收的缝线称为可吸收线。两种缝合线使用的领域有所不同。

什么是气腹

气腹是指腹腔内有气体。分为人工气腹和病理性气腹。前者是为了诊断腹部疾病向腹腔内注入气体。后者是由于腹腔疾病造成,比如胃穿孔,胃内的气体进入腹腔形成气腹。

(本章编者:史宏志 韩承新 李燕宁 高宏凯 蔡晓军)

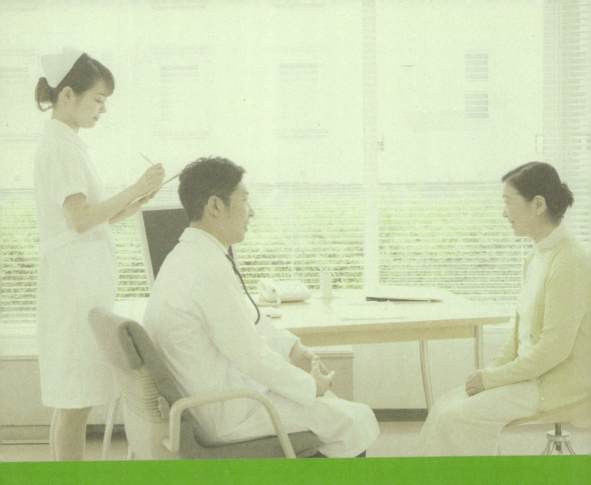

XIAOHUA WAIKE JIBING DE YUFANG

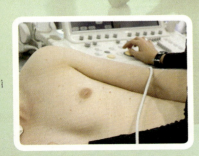

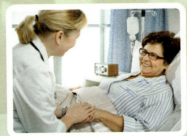

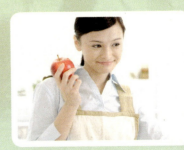

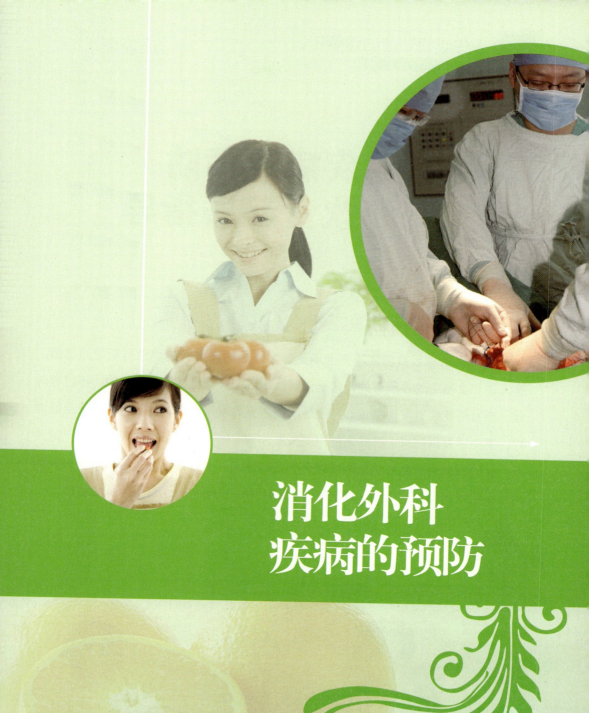

消化外科
疾病的预防

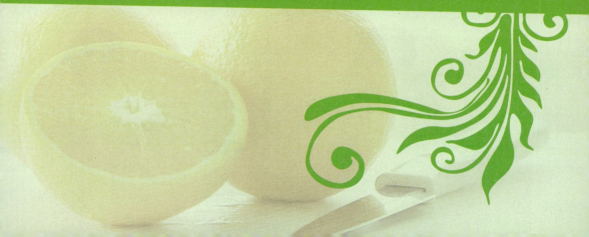

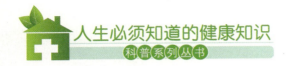

常见疾病的预防
和饮食起居指导

阑尾炎能预防吗

　　阑尾炎的原因目前还不完全清楚，大多数的患者发病也没有明显的诱因。有人说和食物中的沙子有关，这是误解，所以，阑尾炎是很难预防的。不过有时候，感冒可能会引发阑尾炎，特别是小孩，更为常见，所以，对感冒需要及时治疗，避免诱发阑尾炎。有些人的阑尾炎发作和食物不干净引发的胃肠炎有一定关系，预防胃肠炎可能对防止阑尾炎有一定的意义。少数情况下，肠道寄生虫疾病也可以引发阑尾炎，所以，首先要预防肠道寄生虫病，一旦有了，及时治疗。

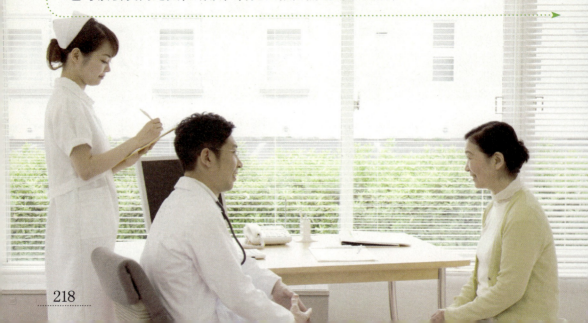

术后肠粘连能预防吗

预防腹膜粘连是腹部外科手术和妇科盆腔手术领域的重要课题。预防腹膜粘连的措施从原理上分为减少腹膜创伤、使用辅助药物（降低炎症反应、抑制凝集反应、促进纤维蛋白溶解）和使用腹膜隔离手段 3 类。目前世界各地正致力于术后腹膜粘连的预防研究，但至今无重大进展。由于腹腔损伤越大，粘连越重，只有尽可能地使操作精细化，降低手术创伤程度，来减少术后粘连的发生。

胆结石能预防吗

胆结石的产生原因目前还不是完全清楚，有些因素可能有关系。第一是年龄，胆石症以中老年人居多。由于中老年人运动减少，身体基础代谢下降，身体机能有退化，容易产生胆汁淤滞，致使其中的胆固醇或胆色素等成分沉淀形成结石。第二，中老年人容易发胖，体内脂肪代谢失常，也是造成胆汁容易过多产生胆固醇的原因，尤其是女性，所以中年妇女是胆石症的高危人群。另外，胆道感染，胆道蛔虫也是胆结石形成的重要因素。不吃早餐者，长时间空腹，容易产生胆汁淤积，最终导致胆固醇在胆囊内沉积，形成结石。长期饮用含钙高的水，也可能是产生胆结石的原因。

虽然我们还不能有效地预防胆结石，但是做好产生几方面，可以减少胆石症的发生。①饮食要有规律，一日三餐要定时。特别是要重视早餐。②避免食用过多高脂食品，防止肥胖。饮食结构要合理，避免高蛋白，高脂肪，高热量的饮食习惯。经常食用纤维素丰富的食物，以及新鲜水果，可以改善胆固醇的排泄，减少结石的形成机会。③注意个人卫生，避免患肠道寄生虫疾病。如果有肠道寄生虫病，需要及时彻底治疗，比如蛔虫病。④积极治疗疾病，减少胆汁淤积。有些疾病本身可以影响胆汁成分或者胆囊排泄，比如肝硬化、长期静脉内营养、溶

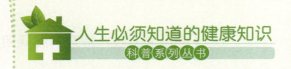
血性贫血、甲状腺功能低下等。⑤日常生活方面应尽量喝软水，多喝水，多喝茶，多排尿，加强锻炼，避免肥胖，少饮酒，不吸烟，调整好心理状态，乐观向上等。这一切都有利于减少胆石症的发生。

胰腺炎能预防吗

有些胰腺炎是可以预防的。胰腺炎最常见的原因就是暴饮暴食，往往是会餐过后发生胰腺炎。如果注意做到饮食节制，特别是少吃油腻食物，适量饮酒，不酗酒，许多胰腺炎病例是不会发生的。有些胰腺炎是由于胆囊结石掉入胆管引发，称为胆源性胰腺炎。所以，对胆囊结石的患者，特别是结石数量多，体积小，容易引发胰腺炎，应该及早行胆囊切除，消除胰腺炎的隐患。对于有胆管结石的患者，即使没有症状，也应该及早治疗，去除结石。

胰腺炎的患者，即使不发作，平时也要严格控制饮食，否则容易复发。一般要求低脂饮食，也就是脂肪含量少的食物，可以吃一些清淡食物，比如蔬菜，面食，大米，少量瘦肉。绝对禁止饮酒。胰腺炎发作常常和饮食不注意、饮酒有关系。

如何预防腹股沟疝

目前还没有什么方法可以完全预防疝。以下几点可能会减少疝的发生。①养成良好的饮食和生活习惯，避免便秘的发生。因为便秘与疝的发病有密切关系。②不要抽烟，积极治疗哮喘和慢性气管炎。反复咳嗽可以增加腹腔内压力，这样容易引发疝，特别是老年人。③预防前列腺肥大。前列腺肥大，使得排尿困难，这样就增加了腹内压力，促成了疝气的发生。④加强腹肌锻炼，增强腹壁肌肉力量，可以预防疝的发生机会。⑤减肥，肥胖也是容易发生疝的原因。⑥避免提举过重的东西。

如何预防肠梗阻

肠梗阻是外科常见的急症，病死率高。如何才能预防肠梗阻呢？肠梗阻的原因多种多样，有些是我们无法预知和克服的。但也有一些是可以预防的。比如老年人最常见的梗阻原因是便秘。如果我们能在平时注意生活和饮食习惯，多饮水，多吃蔬菜水果，按时起居，就能防止便秘，也就预防了肠梗阻的发生。疝也是肠梗阻常见的原因，特别是小孩和老年人。发现疝应该及时治疗，这样就消除了肠梗阻的隐患。结肠肿瘤也是肠梗阻常见的原因，而且大多数是老年人。对于便血排便不好的老年人，需要检查结肠镜，以免出现肠梗阻才去医院就诊。另外，对于老年人，即使没有不舒服，也有必要定期体检，了解有无结肠肿瘤。对于结肠息肉也应及早治疗，以免恶变。有些肠梗阻是由于急性胃肠炎所致，称为"麻痹性肠梗阻"，所以平时注意饮食，减少胃肠炎，也有利于防止肠梗阻。肠道蛔虫症也是肠梗阻的原因。注意生活卫生，勤洗手，才能预防蛔虫病。饱食后剧烈运动，可能会引起肠扭转，应该避免。

如何从饮食上预防消化道肿瘤

消化道肿瘤包含很多种不同部位，不同肿瘤类型的肿瘤，但是总体来说大部分消化道肿瘤的发生同饮食有一定关系，比如胃癌患者同盐的摄入量相关，高盐饮食的患者容易罹患胃癌，多食新鲜蔬菜的患者罹患胃癌的风险性降低，而多食腌渍、熏制类等食品的人群罹患胃癌的风险性增高，而在结直肠癌中，高脂、高蛋白饮食，低纤维素饮食的人群，罹患结直肠癌的风险性增高，富含维生素类的食品却能够降低罹患结直肠癌的风险性。在肝癌中，黄曲霉毒素却直接同肝癌的发生相关，而有研究表明饮水污染也能增加罹患肝癌的风险性。当然肿瘤的发生、发展是多种因素作用的结果，饮食因素只是众多影响因素的其中之一，而饮食因素对各种消化道肿瘤的影响情况，正在不断进行探索研究，所以正常人群要养成正确的饮食习惯，但是也不要因噎废食，走向过于谨小慎微的另一个极端，同时要认识到饮食因素仅仅是肿瘤发生的影响因素之一，并不是全部，注意养成正确的饮食习惯，只能降低肿瘤发生的风险，却不能完全避免。

哪些生活习惯容易引起消化道肿瘤

消化道肿瘤的发生是多因素共同作用的结果，有内因，也有外因，这里提到的就是外部因素，而影响消化道肿瘤发生发展的外部因素很多，比如上面提到的饮食问题，规律、正确的饮食习惯，能够有效地降低罹患消化道肿瘤的风险性。其次，是吸烟和饮酒，吸烟和饮酒能够增加罹患多种肿瘤的风险性，尤其是长期吸烟和饮酒的人群，所以戒除烟酒，能够降低罹患多种肿瘤的风险性。再次，规律的生活作息。目前的工作生活节奏过快，应酬生活很多，饮食习惯极不规律，生活作息又常处于昼夜颠倒的状况，而生活作息的不规律，首当其冲的就是消化道，从而增加罹患消化道肿瘤的风险性，还有就是精神压力，当人群长期处于较大的精神压力下，罹患各种疾病甚至肿瘤的风险性就会增加，所以建立健康的生活习惯，规范的作息制度，以及能够有效舒缓精神压力，并且戒除烟酒等不良嗜好，这些是我们能够做到的能够有效降低罹患消化道肿瘤风险性的事情。

如何预防痔

痔的预防有如下几种方法：

（1）生活要有规律。

（2）注意饮食卫生，少喝酒，不吸烟，少吃辛辣刺激性食物，不暴饮暴食，多吃水果蔬菜，多吃粗杂粮。每天早晨起床先喝 500 毫升淡盐水，冲洗口腔、食道、胃肠、引流胆汁、胰液起清洁作用。

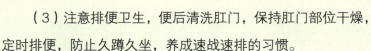

（3）注意排便卫生，便后清洗肛门，保持肛门部位干燥，定时排便，防止久蹲久坐，养成速战速排的习惯。

（4）加强锻炼多活动，勤换体位，妊娠期多锻炼右侧卧位休息，坐 1 小时或蹲半小时以后均应站起来走走，活动 10 分钟。

（5）养成每天用温水（38℃左右）坐浴，每次 15～30 分钟。川椒 15 克，蛇床子 20 克，食盐 20 克，红茶 10 克（喝过的茶叶），冰片 1 克（后下），水煎 1000 毫升浓缩 500 毫升，同时加清水 500 毫升，一日一次坐浴。

（6）每晚做一次提肛保健操，即自己控制肛门收缩提肛运动，每天做 30～50 次。

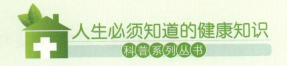

如何预防肛裂

防止肛门裂伤关键是解除便秘。长期便秘的患者，有时还有原因可找，如少吃蔬菜、过多肉食、嗜好辛辣食物、不良的排便习惯等。但有些人未必能找到明确的原因，有一些人属"内热与燥火"，应除湿热。

为什么老年人易患肛门瘙痒症

老年人易患肛门瘙痒症，原因可分为几种：①皮肤老化：随着年龄的增长，人会患上皮脂减少和干皮症，出现皮肤变薄、汗腺脂腺的活动力降低等老化现象。特别是皮脂减少而出现的干燥状态，这些都是引起瘙痒的原因。②内脏老化：人老之后内脏器官也老化，进而引起动脉老化症，前列腺肥大，肾萎缩、生殖腺萎缩、心功能不全等疾病，引起瘙痒。③全身性疾病的影响：糖尿病、肝脏疾病的患者，老年人比普通人更易患上瘙痒症。

局部性瘙痒症除了外在刺激、个人卫生欠佳外，还会有霉菌寄生、蛲虫寄生、三鞭虫和子囊菌的寄生虫或糖尿病、淋病等引起。

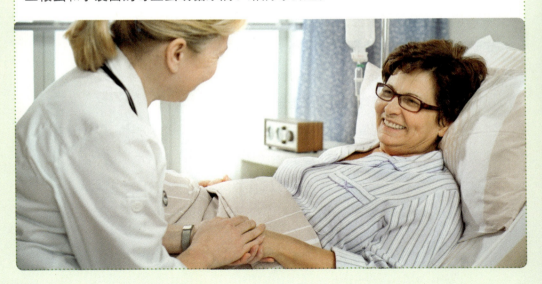

常见手术的术后生活指导

阑尾切除术后的生活应注意什么

阑尾切除术是常见的手术，许多患者手术后，患者和家属常常急于营养补充，认为能加快恢复。但是术后，由于消化功能还未完全恢复，体质弱，过量进补可能还会适得其反，所以，手术后的饮食需要和身体具体情况相适应。

对手术后胃肠功能影响比较大的因素主要有阑尾炎病情严重程度、年龄、麻醉等。麻醉的影响一般持续手术后 1～2 天，逐渐消失。阑尾炎如果是早期，手术后对胃肠道对身体的胃肠功能有明显影响，胃肠蠕动能力减弱，消化功能会出现一定障碍，不能有效地消化食物及吸收营养，饮食不适当，会出现腹胀，甚至呕吐。因此，术后患者进食时间不宜过早。一般来说，因为单纯性阑尾炎实施阑尾切除术后 1 天即可进食。如果是因化脓或者阑尾坏死实施阑尾切除术，手术后通常 3 天或者排气后开始进食。选择食物种类的原

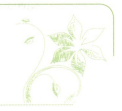
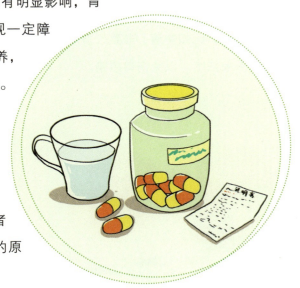

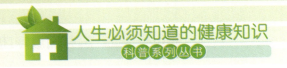
则通常是，开始先吃稀的、软的，然后再是半稀半干的食物，最后是平时日常食物。食物要温的，不要过凉。最好不要吃太辣、太酸等刺激性的食物。从开始进食到恢复至日常饮食，一般需要5～7天。对于老年体弱者，这个时间可以适当延长。最常出现的问题是家属和患者本人不敢吃饭，害怕出事，每次仅吃几小勺。这其实过于小心了。其实，人体自身有很好的调节能力，如果不吃饭，就会表现出厌食、或者吃后腹胀等不适表现，所以自身饮食后的反应，是判断能否进食可靠的依据。比如，有不少家属询问能否喝牛奶，这需要根据每个人的具体情况，如果试喝牛奶后没有不适，可以继续喝；如果喝后不舒服，则暂时不宜喝。另外，阑尾切除通常恢复较快，没有必要在手术后早期强调高营养、高热量食物。

腹股沟疝术后的饮食和生活应注意什么

　　腹股沟疝手术后最主要的是避免腹内压力增加，包括不要负太重的物品，保持大小便通畅，避免便秘，或者有便秘时应及时治疗。如果有慢性气管炎、哮喘或者咳嗽，应及时治疗。对于老年男性，要注意排尿困难，如果有前列腺肥大，需要及早治疗。手术后，尽量吃富含粗纤维的食物，或者促进肠蠕动的食物以及水果蔬菜，比如香蕉、韭菜、萝卜。多喝水或者茶水，促进排泄。手术后两周内伤口不要沾水，以免伤口感染。

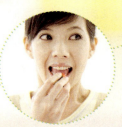

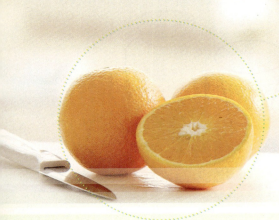

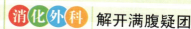

胆囊切除手术后的个人生活要注意什么

胆囊切除术是常见的手术，特别是应用腹腔镜后，胆囊切除的数量明显增加。这种手术并发症少，效果确切，是治疗胆囊结石和胆囊息肉的最好方法。胆囊切除后，由于丧失了胆囊浓缩胆汁的能力，胆汁的成分有改变，对消化功能还是有一定的影响。胆囊正常情况下，胆囊还能调节胆汁排泄进入肠道的时间和量，参与食物消化。胆囊切除后这一功能也丧失，尽管人体有较强的代偿能力，但是消化和吸收功能会或多或少受到影响，容易产生消化功能紊乱，如脂肪泻、维生素吸收不良等综合征。另外，胆结石主要是胆汁成分中胆固醇代谢异常造成的，虽然通过胆囊切除，去除了胆结石，但并没有改变产生胆结石的原因，而这种代谢失常通常还伴有高血压、动脉硬化、心脏病等。因此，胆囊切除后，特别是手术后 3～6 个月内，是人体的适应阶段，更需要注意饮食结构的合理搭配，改变不良的饮食习惯。从医学角度讲，胆囊切除术后的饮食应该是低热量、低脂肪、高蛋白、高维生素的饮食结构。具体到个人，生活上要注意几方面：①控制每餐的进食总量，每餐应七八分饱即可，特别是晚餐。②保持体重在理想范围内，超重和肥胖者需要减肥。③减少食物中的脂肪和胆固醇。饭菜讲究荤素搭配，尽量减少食物中的脂肪和胆固醇。胆囊切除术后腹泻，往往就是饮食不注意控制脂肪，脂肪吸收不好而引起的。最好使用植物油，避免食用动物脂肪。减少动物内脏、蛋黄、鱼卵、蟹黄等含胆固醇高的食物，避免暴饮暴食或过度饥饿，尽量做到少量多餐。④补充优质蛋白质。可以选择以鱼、虾、禽、豆制品等脂肪少蛋白含量高的食物。⑤增加食物中的粗粮，比如玉米、小米、燕麦等，这些食物中纤维含量高，有益于胆汁排泄。

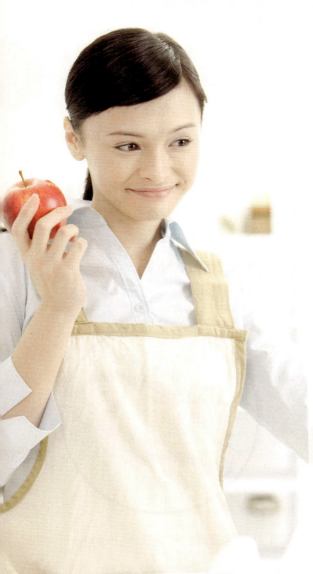

⑥补充新鲜蔬菜和水果。蔬菜水果里面含有丰富的维生素和矿物质，可以帮助改善胆囊切除术后的代谢紊乱，蔬菜水果还含有丰富的膳食纤维，可以减少胆固醇的形成，减少脂肪和糖的吸收，促进肠蠕动，减少便秘，起到降脂降血糖的作用。⑦戒烟、戒酒，不吃或者少吃辛辣食物。烟和酒会加重肝脏的负担，加重胆汁代谢失常，必须戒除。辛辣食物，如洋葱、蒜、姜、辣椒和胡椒等，食用后有些患者有严重不适，需要少食或者不食。⑧烹饪方法尽量清淡，避免油炸、烧烤、烟熏、烧煮，尽量少用调味品，这样才能减轻消化系统的负担。⑨开始的时候，进食最好少量多餐，如果对某种食物进食后，有明显不舒服，就不要强求，可以暂时改换其他食物种类，等过了一段时间后，再重新试用，根据进食后的反应，决定是否继续食用。⑩如果进食过程中有问题，应及时和医生联系，指导饮食。

肝切除手术后的生活应该怎样安排

　　肝脏切除手术往往是由于肝脏肿瘤，大多是患者还合并有肝硬化。手术后需要注意的问题主要围绕保护肝脏功能，提高身体抵抗力，避免腹水和消化道出血。生活中需要注意方面：继续按时服用保肝药物。对于肝脏手术后，特别是伴有肝硬化的患者，手术后的保肝治疗是重要的恢复肝脏功能的措施，需要继续维持相当时间。肝切除的患者往往还有腹水，这样出院后还需要继续服用利尿药；同时注意不要过度饮水，饮食不能太咸，食物太咸，会使得血中氯化钠含量升高，这样容易加重腹水。由于不少患者同时会有食道静脉曲张，手术后的食物不能坚硬，特别是不要吃硬的带刺的食物，比如鱼刺、碎骨头，以免刮伤食管中心血管造成大出血。

胃大部切除术后的饮食应注意哪些

　　胃大部切除术后，对饮食影响比较大，这主要是因为，胃切除后胃的容积明显减小，进食量必然减少。另外，胃肠改道后，人体还需要一定时间适应这种新的变化，所以，通常需要注意的有以下几方面：①少量多餐：这是最重要的原则。由于进食后胃的排空时间一般都是 2～3 小时，排空后就可以开始下一次进食。所以，每日可以进食五到六餐以上，并且尽可能定时定量进餐。少量是指每次 50～100 毫升的食物。如果食用后腹胀，进食量就少一些，如果进食后没有不适，就可以多一些。少量多餐有利于消化吸收，增加能量供应，还能够减少不适。②从稀到干。食物根据外观分为流食和半流食和普通食物。手术后进食，是从流食开始，经过半流食阶段，最终达到普通食物。这一过程一般需要 7～9 天。大部分患者都能够顺利过渡到正常饮食。但是也有少部分患者，这个过程比较长。进食最主要的阶段就是全流食和半流食。全流食 2～3 天没有不舒服，即可转为

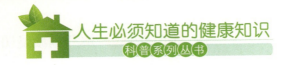

半流食 3 天，仍然没有不适，就可以转为普通饮食。如果进食后腹胀、吐酸水、甚至呕吐，就不能进入下一阶段。等到不舒服消失后，才能进入下一步。全流食物通常是米汤、面汤、菜汤、肉汤、果汁。半流食一般是大米粥、小米粥、面条、煮烂的肉汤、煮烂的菜等。③食物温度不能凉，也不要过热，温的即可。过凉的食物可能会造成腹胀、呕吐、胃排空不好的症状。④开始进食时不要食用牛奶，牛奶容易产气，可能会引起腹胀等不舒服症状。不要在流食和半流食阶段，食用辛辣食物。⑤完全恢复后，可以进入正常普食阶段，但也要注意少量多餐。由于有些患者手术后会出现低血糖的症状，而且大多是在普食阶段，需要随身准备一些糖果，如果有症状后立即服用即可缓解症状。不过，这些低血糖的现象大多会逐渐减轻。胃大部切除手术后，患者多消瘦。所以，在普食阶段，食谱可以为高蛋白、高维生素、稍高热量、适当脂肪结构，这一点和胆囊切除患者有所不同。也就是食物中肉可以多一些、适当加一些肥肉、多吃蔬菜和水果，多吃一些米饭和馒头。但是，少量多餐仍然需要。

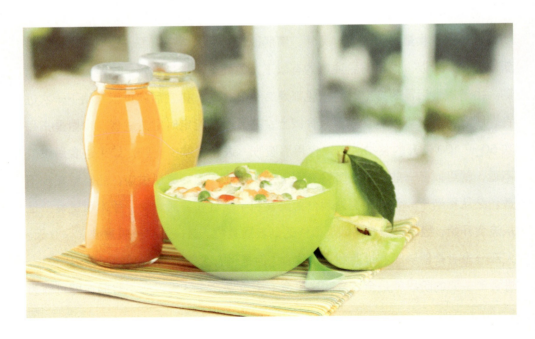

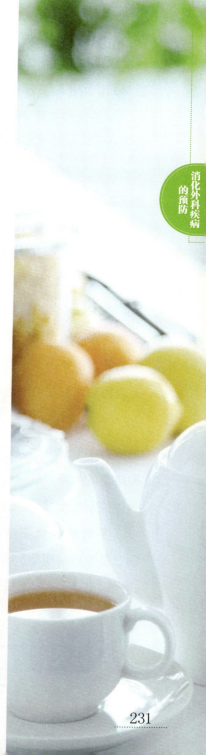

胃癌术后的患者如何调整饮食习惯

　　胃癌的手术切除了胃的大部甚至全部，从而削弱了胃本身所具有的很多功能，这就需要胃癌术后调整饮食习惯。首先应该戒除烟酒，尤其是饮酒，因为乙醇的吸收主要是在胃，胃癌手术后，饮酒对残余胃的伤害很大。其次要做到少量多餐，逐步找到适合自己的饮食规律，因为胃有容受食物和研磨食物的功能，而胃癌术后削弱了胃的这部分功能，所以要做到少量多餐，逐步适应，并避免狼吞虎咽，而做到细嚼慢咽，减少胃的负担。多食用营养价值丰富，易于消化的食物。再次，针对胃癌术后患者易于发生的贫血、体重减轻、骨病，饮食上应多加补充，比如多食用富含铁剂及维生素的食物、富含钙的食物，营养丰富的食物，予以改善，并且做到长期监测，如果仍然不能完全解决，就要辅以药物进行治疗。

　　总而言之，胃癌术后的饮食，是一个需要胃癌患者精心调整，逐步适应的过程。通过一段时间的调整适应，大部分患者的饮食习惯并不会受到很大的影响，同时不会影响到自己的健康。

结肠造瘘患者的生活应注意什么

　　结肠癌或者直肠癌手术后，有一些患者需要结肠造瘘。也就是说，在腹壁上开个口，让大便直接流出来，

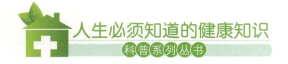
而不再从肛门排大便。这是医学上经常做的手术。但是由于在生活和工作上不方便，以及传统观念的影响，有些患者有很大思想压力，甚至排斥这个手术。随着医学知识的不断普及，思想观念的改变，越来越多的患者会接受这种手术。

结肠造瘘主要有两方面的注意事项，一个是手术后早期，造瘘口周围的感染，以及瘘口开放后的生活上的注意事项。造瘘口一般是在手术后 2 天开放，容易发生造瘘口周围感染的时期一般是手术后 10 天以内。这一阶段，注意保持造瘘口周围的清洁，每天清洁皮肤，用消毒液消毒伤口。如果皮肤有糜烂，清洁后用氧化锌软膏外抹，即可起到保护作用。开放瘘口后，需要安装人工肛袋。现在人工肛袋工艺先进，可以方便安装和护理。安装人工肛袋需要细致测量好造瘘口直径，这样肛袋就可以使用较长时间。如果肛袋脱离皮肤，需要及时更换，以免粪便泄漏。手术后 1 年内需要自己或者家属每周扩肛两次，以免造瘘口狭窄。手术后尽量减少腹内压，比如不要用力大小便，如有咳嗽及时治疗，如有前列腺肥大，及早治疗，以免出现造瘘口旁疝，如果发现造瘘口周围有膨隆，需要到医院检查，是否为疝。有些患者造瘘肠管外翻，称为脱垂，需要到医院就诊处理。

人工肛门虽然没有控制排便的能力，但是，如果细致观察饮食和排便的关系，就能够找到规律，通过控制饮食，达到每天定时排便。

平时的饮食要注意清洁，不洁饮食造成的腹泻，会使造瘘口护理比较麻烦。避免吃辛辣食物，这些食物容易造成腹泻。

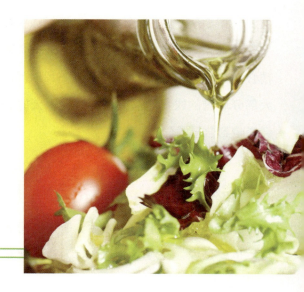

肠粘连术后的饮食和生活指导

肠粘连是肠管与肠管，肠管与腹膜，肠管与内脏的不正常粘连，有些患者甚至因为粘连造成肠腔不通，称为肠梗阻。肠粘连的患者容易出现肠梗阻，有不少时候与饮食有一定关系。注意饮食，可以减少肠粘连的症状和肠梗阻。首先要注意有些食物可能会引发症状，需要避免进食这些食物。至于哪些食物可能引发症状，每个人不太一样，需要自己注意观察。不过，通常情况下不要吃刺激性食物，比如辣椒、大蒜等。饮食最好是少渣、易消化、低脂肪、高蛋白、新鲜蔬菜和水果，不吃或者少吃不容易消化的食物，比如油腻食物、糯米、柿子。膳食种类最好是半流食或者全流食，少量多餐。不吃生冷、坚硬及变质食物。

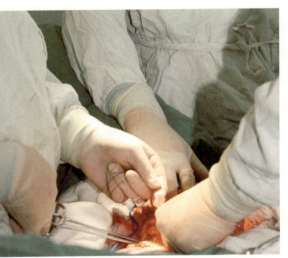

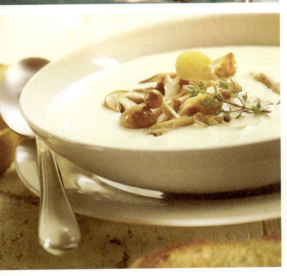

糖尿病胃转流手术后的生活指导

有位糖尿病患者，胃转流手术后，认为自己完全好了，不再需要注意控制饮食，又像以前一样大吃大喝，不久血糖重新升高，这时候着急了，问医生这是为什么。虽然胃转流手术目前已经成为治疗糖尿病的治疗手段，但是，手术后依然

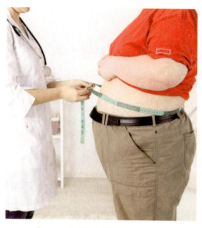

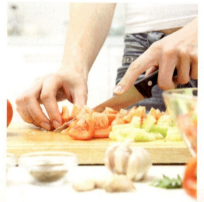

需要注意许多问题，这样才能取得好的效果。

①控制饮食。虽然糖尿病胃转流术后，胃的容积缩小，大部分患者进食量减少，但是还有部分患者，进食量减少不明显，而且二型糖尿病常常伴有肥胖症，以及代谢综合征，代谢恢复正常水平需要一段时间，控制饮食依然是重要的事项。坚决避免暴饮暴食。

②加强锻炼。锻炼一方面增进体质，促进全身循环，另一方面可以消耗多余脂肪，减轻体重。但是手术后半年内要避免重体力劳动，以免损害身体抵抗力。③饮食要均衡。各种食物尽量搭配，不要偏食。胃转流手术，对胃肠道营养物质的吸收减少，特别是有些维生素和矿物质，如果长期缺乏会产生相应的症状和疾病。个人生活依然很重要。④少量多餐，仔细进食。长期糖尿病的患者，往往

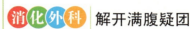

内脏神经功能受到损害，胃肠道容易出现蠕动减慢，腹胀等不适。另外，手术后胃的容积缩小，进食后容易出现腹胀，所以需要少量多餐。但也要避免不敢进食，这样容易出现低血糖。⑤手术后一段时间继续使用胰岛素或者治疗糖尿病的口服药物。胃转流手术，一般手术后半年才能稳定效果，在这期间，许多患者还需要用药。用药时需要注意及时测血糖，调整药物剂量，必要时和医生联系。

肛门保健操

患肛肠疾病与本人的职业有一定的密切关系，如长时间坐位姿势的人，与其他行业的人相比，其发病率占85%，这证明痔的发病原因与职业有着重要的关系。故在这里介绍一种肛门保健操。在做体育运动时，增加做提肛收缩括约肌练习，亦即两腿靠拢两臀部，向肛门方向紧收。在深吸气的情况下，作提肛及肛门闭锁练习，如此反复20～30次，每3～4小时锻炼一次。其目的是使肛门部长时间淤血状态得以改善，收缩肛门部肌肉加快血液循环，促使静脉血回流加快。此种锻炼方式适合于任何座椅上练习。

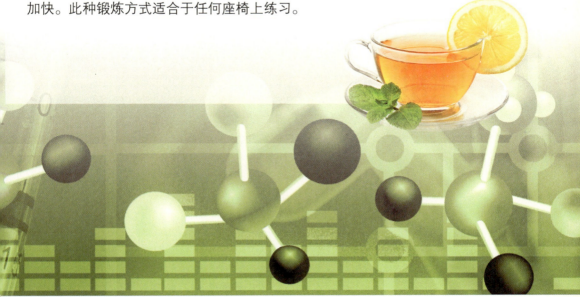

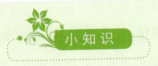

小知识

什么叫发物

发物是中医名词，是指特别容易诱发某些疾病（尤其是旧病宿疾）或加重已发疾病的食物。发物种类很多，比如鸡肉、蛋类、猪头肉、鸽子肉、虾、蟹类。在中医看来，发物禁忌在饮食养生和饮食治疗中都具有重要意义。不过，现代医学表明，中医常说的"发物"，其实是服用某些蛋白导致的过敏反应，比如引起皮肤发红、长疹子、瘙痒等症状。但没有证据表明，发物会引发伤口感染。

人工肛袋有哪些种类

人工肛袋是结肠造瘘术后必须的物品，在医疗用品商店有出售。目前已经工业化生产，有国内也有国外品牌，原理基本相同。肛袋分为可以反复使用和一次性使用两种。现在大多是一次性肛袋，可以分为一体式和分体式两种。一体式，袋子和基座是一体的，不能拆开。优点是更换方便，缺点是花费大。分体式，是指袋子和基座可以分开，可以单独更换袋子。优点为花费少，缺点是安装有些不便。还有一种肛袋可以消除臭味，不过价钱比较贵。

（本章编者：韩承新　金伟森　李燕宁）

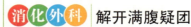

参考文献

[1] 吴孟超，吴在德. 黄家驷外科学[M]. 第7版. 北京：人民卫生出版社，2008.

[2] 石美鑫，张延龄. 现代外科学[M]. 第1版. 上海：复旦大学出版社，2002.

[3] 黄志强，金锡御. 外科手术学[M]. 第1版. 北京：人民卫生出版社，2005.

[4] 黄志强，林言箴，祝学光. 腹部外科学理论与实践[M]. 第2版. 北京：科学出版社，2011.

[5] 王果，冯杰雄. 小儿腹部外科学[M]. 第2版. 北京：人民卫生出版社，2011.

参考文献

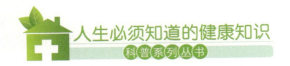
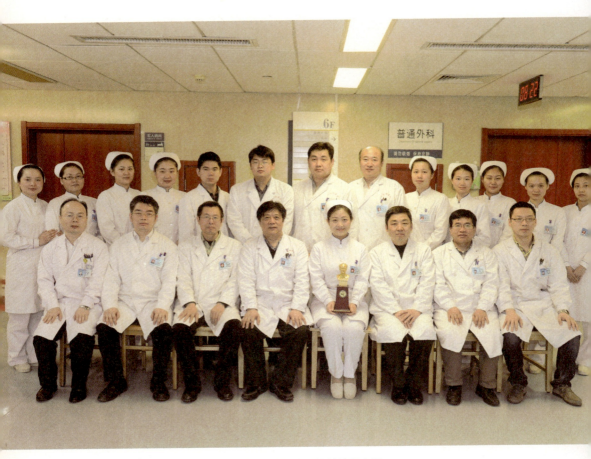

武警总医院消化外科科室合影